全国中医药行业中等职业教育"十三五"规划教材

# 中药调剂技术

## （供中药、药剂及相关专业用）

主 编 ◎ 蔡兴东

中国中医药出版社
·北 京·

**图书在版编目（CIP）数据**

中药调剂技术 / 蔡兴东主编 . —北京：中国中医药出版社，2018.8（2024.8重印）

全国中医药行业中等职业教育"十三五"规划教材

ISBN 978 – 7 – 5132 – 4916 – 4

Ⅰ.①中…　Ⅱ.①蔡…　Ⅲ.①中药制剂学—中等专业学校—教材　Ⅳ.① R283

中国版本图书馆 CIP 数据核字（2018）第 083066 号

**中国中医药出版社出版**

北京经济技术开发区科创十三街31号院二区8号楼

邮政编码　100176

传真　010-64405721

东港股份有限公司印刷

各地新华书店经销

开本 787×1092　1/16　印张 14　字数 288 千字

2018 年 8 月第 1 版　2024 年 8 月第 5 次印刷

书号　ISBN 978 – 7 – 5132 – 4916 – 4

定价　47.00 元

网址　www.cptcm.com

服 务 热 线　010-64405510

购 书 热 线　010-89535836

维 权 打 假　010-64405753

微信服务号　zgzyycbs

微商城网址　https：//kdt.im/LIdUGr

官 方 微 博　http：//e.weibo.com/cptcm

天猫旗舰店网址　https：//zgzyycbs.tmall.com

如有印装质量问题请与本社出版部联系（010-64405510）

中医药职业教育是我国现代职业教育体系的重要组成部分，肩负着培养新时代中医药行业多样化人才、传承中医药技术技能、促进中医药服务健康中国建设的重要职责。为贯彻落实《国务院关于加快发展现代职业教育的决定》（国发〔2014〕19号）、《中医药健康服务发展规划（2015—2020年）》（国办发〔2015〕32号）和《中医药发展战略规划纲要（2016—2030年）》（国发〔2016〕15号）（简称《纲要》）等文件精神，尤其是实现《纲要》中"到2030年，基本形成一支由百名国医大师、万名中医名师、百万中医师、千万职业技能人员组成的中医药人才队伍"的发展目标，提升中医药职业教育对全民健康和地方经济的贡献度，提高职业技术院校学生的实际操作能力，实现职业教育与产业需求、岗位胜任能力严密对接，突出新时代中医药职业教育的特色，国家中医药管理局教材建设工作委员会办公室（以下简称"教材办"）、中国中医药出版社在国家中医药管理局领导下，在全国中医药职业教育教学指导委员会指导下，总结"全国中医药行业高等职业教育'十二五'规划教材"建设的经验，组织完成了"全国中医药行业高等职业教育'十三五'规划教材"建设工作。

中国中医药出版社是全国中医药行业规划教材唯一出版基地，为国家中医中西医结合执业（助理）医师资格考试大纲和细则、实践技能指导用书、全国中医药专业技术资格考试大纲和细则唯一授权出版单位，与国家中医药管理局中医师资格认证中心建立了良好的战略伙伴关系。

本套教材规划过程中，教材办认真听取了全国中医药职业教育教学指导委员会相关专家的意见，结合职业教育教学一线教师的反馈意见，加强顶层设计和组织管理，是全国唯一的中医药行业高等职业教育规划教材，于2016年启动了教材建设工作。通过广泛调研、全国范围遴选主编，又先后经过主编会议、编写会议、定稿会议等环节的质量管理和控制，在千余位编者的共同努力下，历时1年多时间，完成了50种规划教材的编写工作。

本套教材由50余所开展中医药高等职业教育院校的专家及相关医院、医药企业等单位联合编写，中国中医药出版社出版，供高等职业教育院校中医学、针灸推拿、中医骨伤、中药学、康复治疗技术、护理6个专业使用。

本套教材具有以下特点：

### 1. 以教学指导意见为纲领，贴近新时代实际

注重体现新时代中医药高等职业教育的特点，以教育部新的教学指导意

见为纲领，注重针对性、适用性以及实用性，贴近学生、贴近岗位、贴近社会，符合中医药高等职业教育教学实际。

### 2. 突出质量意识、精品意识，满足中医药人才培养的需求

注重强化质量意识、精品意识，从教材内容结构设计、知识点、规范化、标准化、编写技巧、语言文字等方面加以改革，具备"精品教材"特质，满足中医药事业发展对于技术技能型、应用型中医药人才的需求。

### 3. 以学生为中心，以促进就业为导向

坚持以学生为中心，强调以就业为导向、以能力为本位、以岗位需求为标准的原则，按照技术技能型、应用型中医药人才的培养目标进行编写，教材内容涵盖资格考试全部内容及所有考试要求的知识点，满足学生获得"双证书"及相关工作岗位需求，有利于促进学生就业。

### 4. 注重数字化融合创新，力求呈现形式多样化

努力按照融合教材编写的思路和要求，创新教材呈现形式，版式设计突出结构模块化，新颖、活泼，图文并茂，并注重配套多种数字化素材，以期在全国中医药行业院校教育平台"医开讲－医教在线"数字化平台上获取多种数字化教学资源，符合职业院校学生认知规律及特点，以利于增强学生的学习兴趣。

本套教材的建设，得到国家中医药管理局领导的指导与大力支持，凝聚了全国中医药行业职业教育工作者的集体智慧，体现了全国中医药行业齐心协力、求真务实的工作作风，代表了全国中医药行业为"十三五"期间中医药事业发展和人才培养所做的共同努力，谨此向有关单位和个人致以衷心的感谢！希望本套教材的出版，能够对全国中医药行业职业教育教学的发展和中医药人才的培养产生积极的推动作用。需要说明的是，尽管所有组织者与编写者竭尽心智，精益求精，本套教材仍有一定的提升空间，敬请各教学单位、教学人员及广大学生多提宝贵意见和建议，以便今后修订和提高。

国家中医药管理局教材建设工作委员会办公室

全国中医药职业教育教学指导委员会

2018 年 1 月

《中药调剂技术》是根据国务院《中医药健康发展规划（2015—2020 年）》《中医药发展战略规划纲要（2016—2030 年）》，以及教育部中医药职业教育教学指导委员会《关于加快发展中医药现代化职业教育的意见》和《中医药现代职业教育体系建设规划（2015—2020 年）》的精神，在国家中医药管理局领导下，在全国中医药职业教育教学指导委员会指导下，以全面提升中医药人才的培养质量，提高中等职业学校学生的实际操作能力，实现中等职业教育与产业需求、岗位胜任能力严密对接为目标，依据中医药行业人才培养规律和实际需求，按照全国中医药行业中等职业教育"十三五"规划教材编写原则和要求编写而成。

本教材依据《中华人民共和国职业分类大典》（2015 版）和《中国药典》（2015 版）等相关要求，对接中药调剂员职业资格和中药士职称考试大纲，坚持以职业活动为导向，以学生为中心，以能力培养为本位，突出中药调剂职业活动中的技能要求。根据中职学生特点，不再强调理论知识的系统性，而注重知识与技能相结合的实用性，力求做到知识为技能服务，坚持技能实用的原则，教学做一体化，提高学生的岗位胜任力。

依据中药调剂岗位的知识能力要求，将本教材分为上下二篇。上篇又分四个模块，包括中药调剂概述、中药饮片调剂技术、中成药调剂技术、中药的贮藏与养护技术等四个模块，此四模块为本门课程的主要教学内容。下篇设计有十一个实训项目，并根据近年全国中药技能大赛的要求，将技能大赛中药调剂的内容（综合实训）也纳入其中。在具体内容选取上，以调剂工作过程为依据，以真实工作任务为载体，将知识点与其工作任务进行整合，以便于教学做一体化。把教学内容组织成模块形式，每一项目均有明确的学习目标，每一项目均由具体案例引入，反映中药调剂典型工作任务的企业实践。将相关知识点以知识链接形式呈现。在编写中尽可能多用图和表，使之形象生动，便于学习。学生通过学习后，能掌握中药调剂岗位所需的基本知识与技能，为从事中药调剂工作打下扎实基础。

本教材适合于中等职业学校中药、药剂及相关专业教学使用，也可作为药品零售企业和医院中药房中药调剂从业人员岗前培训和自学参考用书。

本教材由多年从事医药职业教育工作的教师和医院中药房一线工作人员

共同研讨编写而成。模块一、模块二中项目一、实训一、实训二由蔡兴东编写；模块二中项目二、实训三由丁丽编写；模块二中项目三、实训四由史瑞林编写；模块二中项目四、实训五由龙怡编写；模块二中项目五、实训六、实训十一由田洲编写；模块二中项目六、实训七由李红侠编写；模块二中项目八由王金凤编写；模块三中项目一、二及实训八、实训九由杨媛媛编写；模块四中项目一、实训十由任建萍编写；模块四中项目二、三由黄欲立编写。蔡兴东负责全书的统稿工作。

本书在编写过程中得到了全体编者及所在单位的支持，在此一并表示感谢。由于编者水平有限，疏漏之处恳请广大读者及同行提出宝贵意见，以便进一步修改和完善。

《中药调剂技术》编委会

2018 年 4 月

# ▌上　篇　理论指导▐

目录

## 下　篇　技能训练

# 上 篇 理论指导

# 中药调剂概述

【学习目标】

知识要求

1. 掌握中药调剂的概念与分类。

2. 熟悉中药调剂人员的任职资格、职责。

3. 了解中药调剂的相关法律法规。

## 📚 案例导入

案例：李某口齿伶俐，能说会道，其高中毕业后到某大城市打工，一天他看到一则招聘广告：某大药房中药饮片调剂员岗位拟招聘数人。他去报名参加应聘，结果其在资格审查时即被淘汰。

讨论：中药饮片调剂员的任职资格有哪些？

## 一、中药调剂的概念及分类

### （一）中药调剂的概念

中药调剂是指以中医药理论为指导，根据医师处方或患者需求，按照配方程序和原则，及时、准确地将中药饮片或中成药调配给患者使用的过程，它是一项负有法律责任的专业操作技术。

中药调剂是中医药学的重要组成部分，在古籍中又被称为"合药分剂""合和""合剂"等。中药调剂工作是一项复杂而严谨的技术工作，它直接关系到中医临床治疗的效果

1

和用药安全，只有符合医师处方要求，正确无误地调配药物，才能使中医理法方药取得一致，为广大患者更好地服务。

**（二）中药调剂的分类**

中药调剂按调配中药的性质不同，可分为中药饮片调剂和中成药调剂。

**1. 中药饮片调剂** 中药饮片系指药材经过炮制后可直接用于中医临床或制剂生产使用的处方药品。中药饮片调剂是根据医师处方要求，将炮制合格的不同品种的中药饮片调配成可以供患者使用的药剂的过程。

**2. 中成药调剂** 中成药系指在中医药理论指导下，以中药饮片为原料，根据疗效确切、应用广泛的处方而大量生产的制剂。中成药一般具有特有的名称，并标明功能主治、用法用量和规格。中成药调剂是根据医师处方调配各种中成药，或根据患者的轻微病症来指导患者购买中成药的过程。

知 识 链 接

### 中药调剂的起源和发展

中药调剂的起源和发展经历了漫长的历史过程，历代先贤经过长期实践逐渐积累了丰富的经验而形成了这门学术性、技术性较强的学科。

《史记·殷本纪》中记载了商代伊尹善于将中药材加水制成汤液供人服用，首创了汤剂，标志着方剂的诞生，而调配方剂的过程就是最初的中药调剂。春秋战国时期的《黄帝内经》总结了有关处方、配伍的理论，为中药调剂学理论的形成奠定了基础。我国现存最早的药学专著《神农本草经》在序中对调剂要求和操作各个环节做了论述，为中药调剂提供了理论依据，标志着中药调剂理论的形成。而在《五十二病方》中共载方283个，不仅复方数量多，且剂型也多，为调剂技术操作的形成奠定了基础。东汉名医张仲景的《伤寒杂病论》对调剂方法有了详尽的论述，标志着调剂技术操作的形成。唐代孙思邈的《备急千金要方》对秤、斗、升、箩筛、铁臼、刀、玉槌、磁钵等古代调剂工具做了详细记载。

唐代出版的《新修本草》载药844种，被公认为是世界上最早由国家颁布的药典。明代著名的医药学家李时珍集毕生精力编纂的本草巨著《本草纲目》及陈嘉谟著《本草蒙筌》，均是富有中药调剂理论和实用价值的著作。

中华人民共和国成立后，在继承和发扬中医药学遗产的基础上，充分应用现代科学技术，制定了地方性药品标准和炮制规范，国家药典也不断再版，建立健全了药品检验机构，大大促进了中药调剂的规范化、制度化、科学化，使中药调剂工作取得可喜的进展。随着《中华人民共和国中医药法》的颁布实施，必将进一步促进中医药事业的发展，中药调剂工作也会取得更大的进展。

## 二、中药调剂人员的任职资格

### （一）中药调剂人员任职资格

从事中药饮片调剂工作人员必须具备下列条件之一，方可从事饮片调剂工作。

（1）具有中药学专业中专以上学历，或取得中药士及以上技术职称者。

（2）取得执业中药师资格者。

（3）取得国家劳动和社会保障部颁发的中药调剂员国家职业资格证书。

中药饮片调剂复核人员必须具有主管中药师及以上技术职称。

### （二）不适合从事中药饮片调剂工作的情况

有下列情况之一者，不得从事中药饮片调剂工作。

（1）未获得相应学历证书或没有取得相关任职资格证书者。

（2）患有传染病或者其他可能污染药品的疾病者。

## 三、中药调剂人员的职责

中药调剂是一门学术性、技术性很强，负有法律责任的重要工作。这就要求中药调剂从业人员必须具备中医药专业知识，熟悉中药调剂理论和操作技能，取得相关的任职资格，并且身体健康。中药调剂工作关系到患者用药的安全和治疗效果，直接影响到人的生命健康，因此必须充分重视，加强管理，确保质量，以维护民众用药安全有效。这就要求中药调剂从业人员除刻苦钻研业务，掌握中药调剂专业知识和技能外，还必须时刻牢记自己的职责。

1. 中药调剂从业人员首先要树立全心全意为人民服务的思想，必须具有认真严谨、对民众健康高度负责的精神，耐心、细心进行诸项工作。要熟练掌握中医药学基本理论知识和调剂业务技能，并且不断学习、了解、掌握中医药有关学科的新理论、新成果、新技术。能正确遵照有关法规制度进行操作，对用药者应负责解答有关用药咨询、主动提示相关注意事项。

2. 按照医师处方要求，依据中药调剂常规、中药炮制规范、药品管理法等有关规定，进行中药饮片和中成药的调剂。对于违反规定的处方，调剂人员有权拒绝调剂。

3. 必须贯彻质量第一原则，调配处方要做到准确无误、药味齐全、剂量准确、清洁卫生。中药饮片调剂按照中药饮片调剂规程和传统调剂习惯进行调配，按审方、计价、调配、复核、发药五个程序的常规要求进行调剂。

4. 中药饮片调剂严禁以伪充真、以次充好、生制不分、乱代乱用，确保中药的调剂质量。

5. 毒性中药和麻醉中药的调剂，必须遵照《医疗用毒性药品管理办法》《麻醉药品和精神药品管理条例》等有关法规进行特殊管理。

6. 根据医师处方要求，负责临时炮制加工；根据中药煎煮常规进行煎煮。

7. 认真执行"四查十对"制度，即：查处方，对科别、姓名、年龄；查药品，对药名、剂型、规格、数量；查配伍禁忌，对药品性状、用法用量；查用药合理性，对临床诊断。

8. 耐心解答中成药、中药饮片的用法、用量、使用注意、功效、煎煮方法等用药咨询。

知 识 链 接

### 医药行业职业守则

遵纪守法，爱岗敬业；质量为本，真诚守信；

急人所难，救死扶伤；文明经商，服务热情。

### 四、中药调剂工作相关药事法规

中药调剂工作必须遵守并执行国家有关的法律、法规，主要有《中华人民共和国药品管理法》《中华人民共和国药典》《药品经营质量管理规范》《中华人民共和国卫生部药品标准》《处方药与非处方药分类管理办法》《医疗用毒性药品管理办法》《麻醉药品和精神药品管理条例》《处方管理办法》《医院中药饮片管理规范》《中药处方格式及书写规范》《医疗机构中药煎药室管理规范》等。

### 复习思考

#### 一、单项选择题

1. 中药调剂是指以（　　）为指导，根据医师处方或患者需求，按照配方程序和原则，及时、准确地将中药饮片或中成药调配给患者使用的过程，它是一项负有法律责任的专业操作技术。

  A. 中医药理论  B. 西医理论  C. 归经理论  D. 辨证论治

2. 中药饮片系指药材经过炮制后可直接用于（　　）的处方药品。

  A. 中医临床或制剂生产使用    B. 服用

  C. 买卖         D. 以上都不是

## 二、多项选择题

1. 中药调剂按调配中药的性质不同，可分为（　　）

    A. 中药材调剂                 B. 中药饮片调剂

    C. 中成药调剂                 D. 中药方剂

    E. 以上都不是

## 三、简答题

1. 简述中药调剂人员任职资格。

扫一扫，知答案

# 中药饮片调剂技术

## 项目一　中药饮片调剂的设施和工具

【学习目标】

知识要求

1. 掌握戥秤的结构和称量操作步骤。

2. 熟悉中药饮片调剂的基本设施；查斗和装斗的工作内容和要求。

3. 了解中药斗谱编排的基本原则和注意事项。

技能要求

1. 能规范熟练地使用戥秤、电子秤、冲钵等调剂常用工具。

2. 能按照斗谱编排原则，合理地编排常用中药饮片的斗谱。

3. 会查斗与装斗操作。

　　医院中药房和中药零售经营企业的中药饮片调剂工作，目前仍然以传统调剂模式为主。工作场所需要的主要设施有盛放中药饮片的饮片斗架、贵细中药柜、毒性中药柜及中药调剂台等，有些中药房还设有参茸滋补品专柜。中药饮片调剂常用的工具主要有计量工具、碎药工具、清洁工具及包装工具等。

# 任务一　中药饮片调剂的设施

### 案例导入

**案例：** 张某到某医院中药房实习，带教老师给他布置了一个任务：让他以最短的时间熟悉中药饮片斗架上各种饮片的存放位置。面对药斗上的几百种中药名称，张某按照在学校学习的斗谱编排原则，很快找到了该中药房的中药饮片存放规律，及时完成了带教老师布置的任务，在较短的时间内熟悉了中药饮片斗架上各种饮片的存放位置，为接下来的中药饮片调剂实习做好了准备。

**讨论：** 斗谱编排的原则有哪些？在斗谱编排时应注意些什么？

## 一、饮片斗架

### （一）饮片斗架的设置

中药饮片斗架是中药饮片调剂室的主要设施之一。传统的中药饮片斗架是木制抽斗式组合柜，俗称"中药柜""百药斗""药斗柜""百眼橱"，主要用于盛装中药饮片，供调剂处方使用。

饮片斗架除传统木制外，也有不锈钢、铝合金等金属制造品。规格和样式可根据调剂室面积大小和业务量的多少来确定。一般斗架高约 2 米，宽约 1.5 米，厚约 0.6 米，放置药斗（小抽屉）60 ~ 70 个，可按"横七竖八"或"横八竖八"排列。医院中药房或药店可根据工作需要选择配备几组饮片斗架（图 2 - 1 - 1）。

斗架上设置的小抽屉称之为药斗。药斗可分大小两种，小药斗位于斗架的上部，每个药斗中又可分为 2 ~ 3 格。大药斗一般设在斗架最下层，通常设置 3 个。下层大药斗分为 2 格或不分格用来盛装某些体积大而质地轻泡的中药，也可盛装用量大的中药。亦有将大药斗设置在调剂台内侧，便于取用。药斗正面中心是拉手，周围写着斗内的中药名称（图 2 - 1 - 2）。

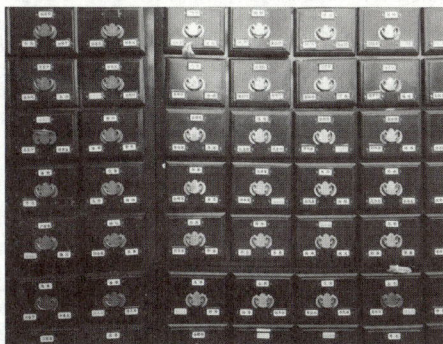

图 2 - 1 - 1　饮版斗架

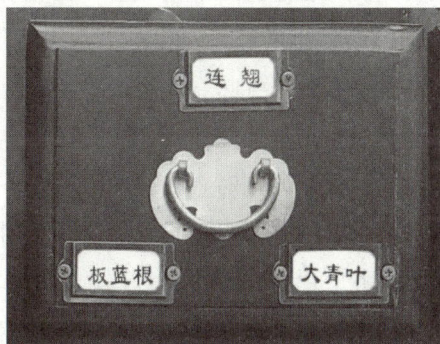

图 2 - 1 - 2　药斗

7

### 药斗上药名的书写

药斗上中药名称的书写，字体多为楷体，应大小适中，分布匀称，字体颜色与药斗颜色应有较大反差，便于识别。

1. 三格斗书写格式

三格斗在药斗面横写一味药名，左侧竖写一味药名，右侧竖写一味药名。装药时，可按斗面书写的药名顺时针装入，即横写的药名，药物放第一格内；右侧竖写的药名，放第二格内；左侧竖写药名的药放第三格内。也可按逆时针顺序装入，即横写的药名，药放入第一格内；左侧竖写的药名，药放入第二格内；右侧竖写的药名，药放入第三格内，放药的顺序必须全部统一。

2. 二格斗书写格式

二格斗在书写药名时，左侧竖写一药名，右侧竖写一药名。装药时，左侧药名之药放里格内，右侧药放外格内。如药斗是左右分格则药名写在相应的格外，横写竖写均可。

3. 不分格斗书写格式

药名横写，拉手左右各一。

### （二）斗谱编排原则

中药斗谱是一组药柜中各斗及斗内前后格饮片的存放顺序的规律。斗谱编排的主要目的是为方便调剂操作，减轻劳动强度，便于记忆，提高配方速度，避免发生差错事故，提高调剂质量，确保患者用药安全，同时也有利于药品的管理。由于中药饮片品种繁多，各医院、药房都有自己的治疗侧重和用药特点，因此斗谱不可能千篇一律，但中药行业多年来通过实践经验总结逐渐形成的一套相对合理的斗谱编排规律，有一定的指导意义。

**1. 斗谱编排常规** 中药斗谱的编排通常是根据临床用药情况，并且结合各种中药饮片的性状、颜色、气味、作用等特点进行分类编排。由于中医处方遣药，多以历代传统名方为基础进行药物加减而成，因此在饮片摆放时尽量将处方中经常配伍应用的中药饮片存放在一起，便于调剂时查找。

（1）常用中药饮片 应装入斗架的中上层，便于调剂时称取。如当归、白芍、川芎；防风、荆芥、白芷；黄芩、黄连、黄柏；黄芪、党参、甘草；金银花、连翘、板蓝根；酸枣仁、远志与柏子仁；厚朴、香附与延胡索；焦麦芽、焦山楂与焦神曲；柴胡、葛根与升麻；天麻、钩藤与白蒺藜；麦冬、天冬与北沙参；砂仁、豆蔻与木香；苦杏仁、桔梗与桑白皮；肉苁蓉、巴戟天与补骨脂；附子、干姜与肉桂；陈皮、枳壳与枳实；山药、泽泻与牡丹皮等。

（2）质地较轻且用量较少的饮片　应放入斗架的高层。如络石藤、青风藤、海风藤；月季花、白梅花、佛手花；玫瑰花、玳玳花、厚朴花；追地风、千年健、五加皮；密蒙花、谷精草、木贼草等。

（3）质重饮片（包括矿石类、化石类和贝壳类）和易于造成污染的饮片（炭药类）应放在斗架的较下层。质重饮片如磁石、代赭石、紫石英；龙骨、龙齿、牡蛎；石膏、寒水石、海蛤壳；石决明、珍珠母、瓦楞子等。炭药类如大黄炭、黄芩炭、黄柏炭；艾叶炭、棕榈炭、蒲黄炭；藕节炭、茅根炭、地榆炭等。

（4）质松泡且用量大的饮片　应放在斗架最下层的大药斗内。如半枝莲与白花蛇舌草；通草与灯心草；芦根与白茅根；茵陈与金钱草；竹茹与丝瓜络；薄荷与桑叶等。

（5）药斗相邻药物或相邻药斗药物的排列　一般有以下几种排列方式：①按常用中药方剂编排：四物汤的当归、川芎、白芍、熟地黄等；银翘散中的金银花、连翘、牛蒡子；麻黄汤的麻黄、桂枝、杏仁、甘草；桑菊饮中的菊花、桑叶、桔梗、薄荷等。②按常用配伍品种排列：一般为医师在日常处方中常相须为用的中药饮片品种，药物性味功能相近，在治疗中有协同作用的药物。如羌活与独活（二活）；知母与浙贝母（二母）；苍术与白术（二术）；乳香与没药（乳没）；龙骨与牡蛎（龙牡）；天冬与麦冬（二冬）；焦山楂、焦神曲、焦麦芽（焦三仙）；焦山楂、焦麦芽、焦神曲、焦槟榔（焦四仙）；知母与黄柏（知柏）；青皮与陈皮；川牛膝与怀牛膝；青风藤、海风藤与络石藤；防风与荆芥；法半夏与陈皮；生地黄与玄参；枳壳与枳实；桔梗与前胡；天麻与钩藤；青蒿与地骨皮；桃仁与红花；葛根与升麻等。③按同一品种的不同炮制品排列：生甘草、炙甘草；生地黄、熟地黄；天南星、胆南星；干姜、炮姜；当归、酒当归；生牡蛎、煅牡蛎；生大黄、酒大黄、熟大黄；法半夏、清半夏、姜半夏等。

**2. 斗谱编排禁忌**　为避免差错事故，有些形状类似饮片或相反、相畏的饮片不能放到一起，防止因疏忽而造成意外事故。

（1）形状类似的饮片　不宜放在一起，以防止混淆。如山药片与天花粉片；炙黄芪片与炙甘草片；白附子片与天南星片；土茯苓片与粉萆薢；血余炭与干漆炭；葱子与韭菜子等。

（2）配伍禁忌的饮片　不允许同放一斗或上下、邻近药斗。如甘草与京大戟、甘遂、芫花、海藻；乌头类（附子、川乌、草乌）与半夏的各种炮制品（清半夏、法半夏、姜半夏、半夏曲等）、瓜蒌（瓜蒌皮、瓜蒌子、瓜蒌仁霜、天花粉）、白及、白蔹；藜芦与丹参、南沙参、北沙参、玄参、苦参、白芍、赤芍、细辛；芒硝、玄明粉与三棱；人参（生晒参、红参、白糖参等）与五灵脂；丁香、母丁香与郁金；肉桂、官桂、桂枝与赤石脂、白石脂等。

（3）易于被污染或掺入杂质的饮片　为防止灰尘污染，不宜放在一般的药斗内，宜存放在加盖的瓷罐中或玻璃瓶内。如熟地黄、龙眼肉、没药面、儿茶面、青黛、玄明粉、乳香面、生蒲黄、血竭面等。

（4）有恶劣气味的中药　不能与其他药物放在同一个药斗。如九香虫、鸡矢藤、阿魏等。

（5）细料饮片（价格昂贵或稀少的中药）　不能存放在一般药斗内，应设细料专柜存放，由专人保管，每天清点账务。如人参、西洋参、牛黄、麝香、西红花、羚羊角、熊胆、鹿茸、冬虫夏草、海龙、海马、三七粉、各种胶类等。

（6）毒性中药和麻醉中药　按照《医疗用毒性药品管理办法》和《麻醉药品和精神药品管理条例》相关规定存放，决不能放在一般药斗内，必须专柜、专账、专人管理，防止恶性意外事故的发生。如砒霜、川乌、草乌、洋金花、斑蝥、蟾酥等27种毒性中药和麻醉中药罂粟壳。

## 二、调剂台

调剂台又称"栏柜""柜台"，是调剂人员调配处方的工作台，多置于调剂室与候药室之间。一些大型医院亦可设置在调剂室中间。调剂台一般高约1米，宽为0.6~0.8米，其长度可以根据调剂室大小而定。材料多选用木质框架，木质、铝合金或大理石台面，亦有全不锈钢材质的，要求调剂台平稳，台面光滑，便于调配。调剂台内侧设有抽屉，用于存放部分常用饮片或调剂用具（图2-1-3）。调剂台和饮片斗架通常配套使用。

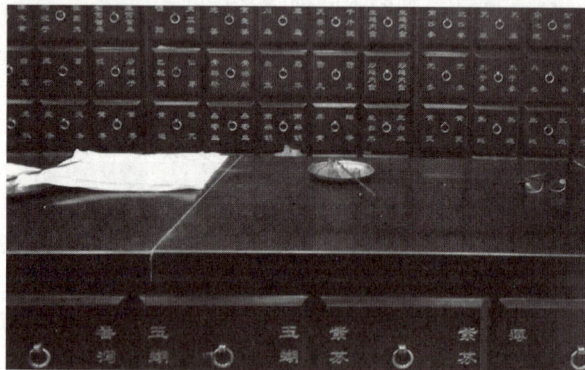

图2-1-3　调剂台

## 三、贵细中药柜与毒性中药柜

贵细中药柜为有门货柜，用于存放贵细中药，如麝香、牛黄、冬虫夏草、羚羊角、蛤蟆油等。本类药品因价格昂贵或稀少，存放时应分品种、规格、数量登记于专用账册中，实行"三专"，即专人、专账、专柜加锁管理，凭处方消耗，定期盘点，发现短缺及时查找原因。

毒性中药柜为有门货柜，用于存放毒性中药，如砒霜、生川乌、生马钱子、生天仙子、斑蝥等。必须按《医疗用毒性药品管理办法》的规定存放和调配，做到专人、专账、专柜加锁管理，严格防止意外恶性事故的发生。

冷藏柜主要用于存放贵重或容易变质的中药饮片。

### 四、调剂室环境卫生

中药饮片调剂室应当与调剂业务量相适应的面积，并配备相应通风、调温、调湿、防潮、防鼠、防虫、除尘等设施。调剂室一般应设在明亮的地方，保持空气清新、温湿度适宜。

中药饮片调剂室应设专人每天负责清扫和擦拭。保持药柜、地面、桌面以及整体环境的整洁；调剂用具应定期擦洗、消毒；调剂人员必须穿工作服，戴工作帽、口罩，调配处方前要洗手、擦干，防止污染药物。

冷藏柜或冰箱内不能放其他杂物。

在药品储存、陈列等区域不得存放与经营活动无关的物品及私人用品，在工作区域内不得有影响药品质量和安全的行为。

## 任务二　查斗与装斗

### 📚 案例导入

案例：小张在药店中药柜台从事调剂工作。一天他为一位病人按照医师处方抓药，由于平时没有查斗，在抓药时也未注意，小张误把一味发霉变质的中药抓给了病人，结果被病人发现后，进行了投诉。结果小张不但受到了经理的批评，还给病人进行了赔礼道歉和经济赔偿。

讨论：查斗的内容包括哪些？如发现有变质饮片该如何处理？

中药饮片斗架的药斗内，常用饮片的储存量一般以一天用量为宜，不常用的饮片品种一次可装多日用量。因此，调剂室每天应派专人检查药斗，将缺货品种或变质品种的数量记录下来，从库房中领取相应品种，补充消耗或更换变质品种，供调配使用。有些业务量大的单位，每天饮片使用量也大，需多次检查补充。查斗、装斗是确保调剂质量的一个重要环节，直接关系到患者的用药质量和治疗效果。

## 一、查斗

查斗是指检查药斗中饮片的基本情况，了解销售量和储存状态，记录需补充（或更换）的品种和数量，以及时填补缺药的操作。

### （一）查斗的工作内容

1. 检查缺货的品种、需补货的量，并做好记录。

2. 检查药斗名称与药斗内所装药物是否相符。

3. 检查药斗内饮片的质量（清洁度、有无虫蛀、霉变、泛油、粘连、变色等变质情况）

### （二）查斗的注意事项

1. 查斗的过程也担负着部分药品养护的责任，工作时必须集中精力，切忌草率。发现饮片有质量问题，及时取出，及时处理。

2. 查斗时不要猛拉重推，防止饮片溢出药斗。

3. 查斗时要记录清晰、准确，防止出错，避免不必要的重复劳动。

查斗工作一般由两个人配合完成。一个人负责拉药斗抽屉，检查斗内饮片情况。另一个人负责短缺品种及数量的记录。每天一般检查 1~2 次，业务量大的单位检查频率更高一些。每次查斗以常用药为主，不常用药可定期检查，也可随需随上。

## 二、领药

### （一）领药的操作

领药人员根据查斗记录，填写药品领用单，从库房中领出所需饮片。

### （二）领药的注意事项

1. 核对领药单涉及的中药饮片品名、规格、产地、数量等与实物是否相符。

2. 毒性中药应严格核对，验发时应做好验发记录，然后在出库单上签字，方能让饮片出库，入调剂室备用。

3. 为防止饮片变质、过期失效等，要按照"先进先出""近效期先出""按批号发货"的原则出库。

## 三、装斗

装斗是根据查斗记录中需补充饮片的品种和数量，将需要添加的药物装入药斗的过程。

### （一）装斗的程序

**1. 清理药斗** 按照查斗记录找到需要补充饮片的药斗位置，取下药斗，检查药斗内饮片有无破碎、串药、霉变虫蛀、走油、结串等现象。在新药装斗前须把药斗底部的余药进行清理。可使用"翻斗"的方法清理出余药。余药经过筛簸后，放于纸上，将药斗清理干净。对于盛装滑石粉、葶苈子、车前子等细粉或细小种子药品需要铺垫纸的药斗，则需要在装药前铺好垫纸。

目前许多中药房为提高工作效率，常在药斗内放入塑料盒子（图2-1-4），将中药饮片放入塑料盒子内，在清理药斗时直接将塑料盒子取出，倒出其中的药物即可。装斗时将饮片装入塑料盒子内，放回原来的位置即可，注意塑料盒子的存放位置应与药斗上的药名相对应。

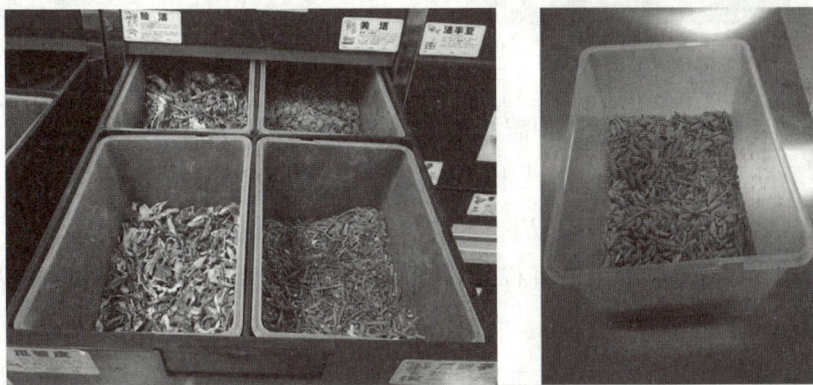

图2-1-4 药斗中的塑料盒

### 知 识 链 接

#### 翻斗、簸药与筛药

1. 翻斗 翻斗是清理药斗的一种方法。药斗是盛装中药饮片的容器，每个斗隔为二格或三格，可以盛装两种或三种饮片。操作前先用手翻动药物，使其呈疏松状态，特别是药斗四角的药物，以防止药物长时间积累结块。翻动的方法以三格药斗为例，将需清理的药斗格置于前方，一手持前面的药斗隔板，一手持后面药斗隔板，前手向前送扬，后手配合向前上方送，当前斗内饮片被翻扬出来后，再下压并回撤，反复操作几次后可将药斗翻清。分别将两端斗格中的饮片翻扬出来后，中间格的饮片即可被倒出。

2. 簸药 簸药是将饮片中的粉尘和杂质分离出去的方法（图2-1-5）。操作时将中药饮片放于簸箕内，用手控制簸箕上下簸动，把药物中粉尘或碎屑簸出去。

3. 筛药 筛药也是将饮片中的粉尘和杂质分离出去的方法（图2-1-6）。筛药时将中药置于药筛中两手握住筛子的边框，一手带，一手送，用力做圆形甩动，筛掉碎屑，将药物均匀筛开后再聚拢到筛子中间。

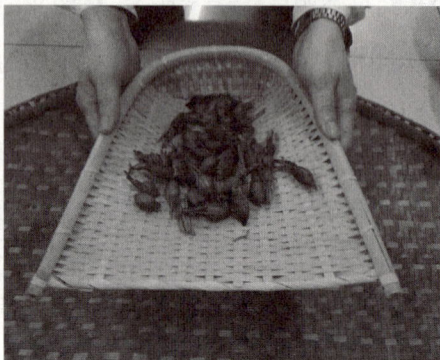

图 2 - 1 - 5　簸药

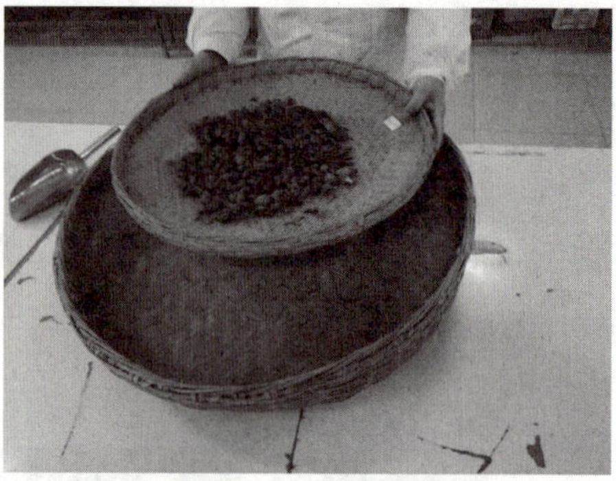

图 2 - 1 - 6　筛药

**2. 检查待装斗饮片**　取某一种需补充的中药饮片，按照 GSP 的要求先进行质量复核，检查外包装须符合要求，再打开包装检查饮片质量必须合格。

**3. 装药**　将合格的新药倒入药斗，再将处理过后的余药装在新药上面。

**4. 装药复核**　新药装完后应进行复核，检查药斗上药名与新补充的药物品种是否相符，避免差错或遗漏。

**5. 装斗记录**　记录装斗饮片的批号、装斗数量、装斗人、装斗时间、复核人等信息。

**6. 清场**　清理装斗使用的器具，收集饮片的包装，清洁装斗使用的场地。

**（二）中药饮片装斗的注意事项**

**1. 注意装斗前中药饮片的质量检查**

**2. 包装符合要求**　包装无污染，有生产企业名称、地址、电话、邮编，有质量合格标志、检验员签章、品名、炮制规格、产地、生产批号、生产日期、批准文号，饮片净重等信息。

**3. 饮片质量符合要求**　饮片名称与饮片实物相符，中药饮片应符合质量标准，无质量变异和杂质、异物等。

**4. 坚持"三查三对"的原则**　即查药斗上书写的药名与饮片包装合格证上的名称应一致，查看药斗内残存的饮片与包装内的饮片品种应一致，查药斗内饮片与包装内饮片的炮制规格应一致。绝对不允许有错斗的情况发生。

**5. 坚持"先进先出，先产先出"的原则**　装斗前应先倒出药斗内残余的饮片，清扫斗内的灰尘和死角，并将残存饮片进行筛或簸等处理；将新饮片装斗后，再将原剩下的饮片装在上面，避免药斗底部的饮片积累日久而变质，从而保证质量。

**6. 饮片装斗不能太满，要留有余地**　一般饮片（片、段、块、丝）装至药斗容积的4/5；细小的种子类药材，如菟丝子、车前子、紫苏子、白芥子、莱菔子等多装至药斗容量的3/5，以避免在调配过程中推拉药斗用力过猛而使饮片外溢，导致串斗、混药事故。

**7. 装饮片时不可按压，防止饮片破碎而影响外观**

**8. 装斗完毕必须复核，并要做好记录**

# 任务三 中药饮片调剂工具及用途

## 一、计量工具

计量工具是称量药物的衡器，在中药调剂工作中最常用的是戥秤，有部分单位用电子秤。

### （一）戥秤

戥秤也叫药戥子、戥子，是中药饮片调剂最常用的称量工具。在中药调剂工作中一般使用250g量程的戥秤进行称量。

**1. 戥秤的构造** 戥秤是一种单杠杆不等臂秤，其构造主要由戥盘、戥杆、戥砣、戥纽等部分组成。戥纽是支点，戥砣是力点，戥盘是重点。如图2-1-7所示。

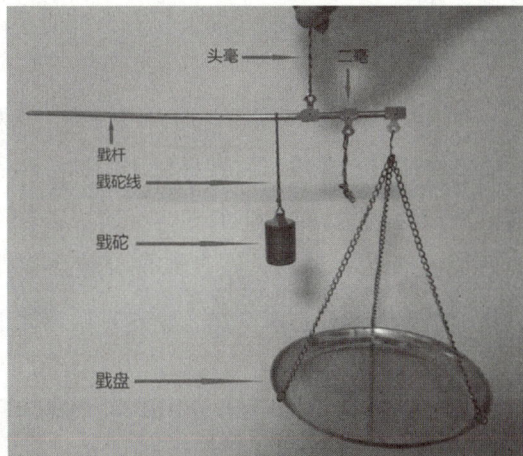

图 2-1-7 戥秤

（1）戥盘、戥砣 戥盘和戥砣常用金属制成，戥盘用来盛放饮片，每个戥秤的戥盘与戥砣是配套的，不可随意换用。戥砣的重量是固定的，使用过程中应避免碰损，否则会导致称量不准，因此在使用戥秤时，一定要避免戥砣摔落。戥盘与戥杆之间由三条长短相同的戥盘绳（线绳或金属链）连接，全部展开时戥盘应呈水平状态，否则影响称量准确性。

（2）戥杆、戥纽 戥杆为戥秤的关键部件，可用木质、骨质或金属制成。戥杆应光滑平直，戥杆的上表面或内侧面用铜或铅嵌成两排小点以示重量，称为"戥星"，戥杆的一端通过"刀口"与戥盘绳相连，并固定着两个可供手提的短线绳，称为"戥纽"，又称"毫"。靠近戥砣的戥纽称"里纽"，也称"头毫""前毫"，用以称量较轻的药物；靠近戥盘的戥纽称"外纽",也称"二毫""后毫",用以称量较重的药物。

**2. 戥秤的分类** 根据戥秤称量范围不同,可分为克戥和毫克戥。

(1) 克戥 克戥是中药饮片调剂最常用的称量工具,称量范围为 1~250g。提取里纽,称量范围为 0~50g,戥杆内侧面的戥星从右向左,靠近戥纽的第一颗星为定盘星,每移动一粒星增加 1g,依次类推,到杆梢最后一颗星为 50g;提取外纽,戥杆上表面的戥星从右向左,第一颗星为 50g,每移动一粒星增加 2g,依次类推,到杆梢最后一颗星为 250g。

(2) 毫克戥 毫克戥也称分厘戥,是调剂毒性药及贵细药的称量工具。戥杆长约 30cm,用兽骨或金属制成,称量范围是 0.2~50g,结构同克戥相同,提取里纽,戥杆内侧面的戥星从右向左,靠近戥纽的第一颗星为定盘星,每移动一粒星增加 0.2g,依次类推,到杆梢最后一颗星为 15g;提取外纽,戥杆上表面的戥星从右向左,靠近戥纽的第一颗星为 15g,每移动一粒星增加 0.5g,依次类推,到杆梢最后一颗星多为 50g。

**3. 戥秤的使用**

(1) 持戥 用左手虎口和食指、中指挟持戥杆,无名指、小指从戥杆下方拢住戥绳;右手拇指和食指捏住戥纽,其余三指自然弯曲。向上屈右手腕使手心朝前,提起戥杆,使戥盘悬空。

(2) 校戥 又称对戥,即检查戥秤是否准确。用左手拇指、食指、中指配合将戥砣绳移动至定盘星位置,右手提里纽使戥盘悬空,将戥杆置于眼前,举止齐眉,放开左手,检查戥杆应呈水平状态,即"齐眉对戥"。如戥杆水平即可使用,若不呈水平,则要检查戥盘和戥砣是否配套,戥盘两面是否粘有异物,戥盘绳是否缠绕到戥杆上,并作出相应处理。如不是上述原因所引起,则说明戥秤计量不准,需要维修调整。注意每次使用戥秤前均需校戥。

(3) 称量 校戥无误后,才能按方抓药。首先要看清需称取饮片的剂量,然后左手持戥杆,用拇指、食指和中指将戥砣绳在戥杆上移至欲称重量的戥星上,右手取药放入戥盘内,右手提起戥纽,让戥盘悬空,左手稍离开戥杆,检视戥杆是否平衡,如有差异,增加或减少药物至戥杆平衡时,戥星的指数即是所称药物的重量(图 2-1-8)。

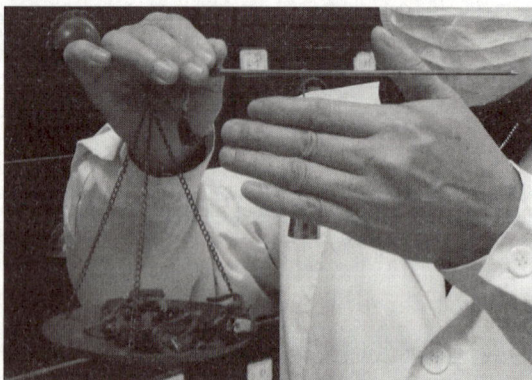

图 2-1-8 戥秤的使用

**4. 戥秤的养护**

(1) 戥秤使用时要注意轻拿轻放,避免盘、砣、杆、刀口碰撞损伤。

(2) 戥秤使用完毕,应用布清洁戥盘,将戥砣放在戥盘中。

（3）长时间不用戥秤时，将砣放入盘内，戥砣绳缠绕在戥杆上，戥杆平搭在盘上，然后将戥秤放进专用的抽屉或不易碰撞的地方，保持干燥洁净，避免金属部分生锈。

（4）每年到标准计量单位检查一次戥秤等衡器，以保证准确。

### （二）电子秤

电子秤操作简便，读数准确，是一种比较常见的电子衡器，近几年逐渐在调剂饮片中使用。电子秤的规格和种类较多，在饮片调剂时多选用计重电子秤。使用前先将电子秤置水平稳固的台面上，打开电源预热 15～20 分钟，然后按归零键与去皮键，再将需要称量的药物放于秤盘上，电子秤的读数即所称药物的重量（图 2-1-9 电子秤）。

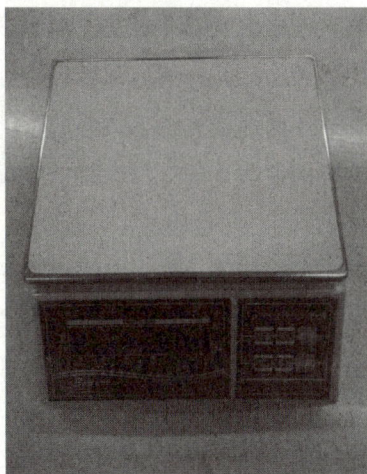

图 2-1-9　电子秤

## 二、碎药工具

### （一）冲钵

冲钵又称冲筒、捣药罐、铜缸子，是中药调剂工作中破碎药物的工具。处方中某些果实种子类中药饮片，外表坚实致密，如不破碎，不宜煎出有效成分；若预先破碎，在存放过程中，易导致药材气味散失、走油等变异现象，故需临时捣碎。另外，为了把药物中的药效成分最大限度地煎煮出来，对于那些质地致密、坚硬的金石介壳类中药材饮片，如矿物类（代赭石、石膏、磁石、龙骨等）、介壳类（海螵蛸、牡蛎、青蛤、紫贝齿等）通常需要进行粉碎（如捣碎）处理，同时这类药材在煎煮时，需要先煎。

**1. 冲钵的结构**　冲钵由钵体、杵棒和钵盖组成（有的无盖）。冲钵多为铜质、不锈钢或铁质，其中以铜质质量好。钵体内膛应宽大光滑无毛刺，下面中央微凹，周围坡度不可太陡；铜杵，下端膨大，上端有柄，用于手持捣碎药物。使用时宜上下捶击，不宜侧击，防止杵柄断裂。冲钵应注意防潮、防水、防氧化锈蚀。如图 2-1-10 所示。

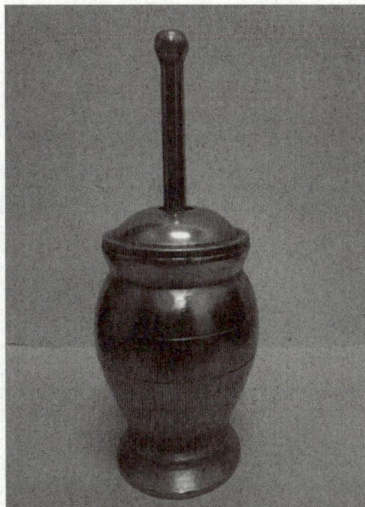

**2. 冲钵的使用**

（1）清洁冲钵　使用前用干净软布或鬃刷将冲钵内壁清洁干净。

（2）放入药物　将欲捣碎的药物经戥盘倒入钵内，药物不宜放得过多，以占钵体内容积的 1/5～1/4 为宜。

图 2-1-10　冲钵

（3）捣碎药物　放入杵棒，盖好钵盖，右手四指环握杵棒上部，拇指扣押杵柄顶端，以前臂带动用手腕的"甩劲"捣下，用力要均匀而有节奏，杵头进入钵体时应与钵底垂直。左手配合右手扶持钵体，使用无盖冲钵时，左手四指并拢，挡住缸口，防止药物溅出，转动缸体，使饮片破碎均匀。

不同药物，要求捣碎的程度也不同，过去有"杏仁如泥""半夏砸瓣""大枣砸劈"这样的说法，即杏仁、桃仁应捣烂成"泥"，法半夏应捣成"四六瓣"（大小相近的 4～6块），大枣打劈即可。目前一般果实种子类饮片，捣破即可，如砂仁、苍耳子、豆蔻、紫苏子、牛蒡子、酸枣仁、白芥子等；矿物贝壳类，如石膏、牡蛎等则需捣成粗粉。

（4）倒出药物　药物捣至合格后，左手手心向外虎口朝下托起钵体，右手向内扳动杵棒，协助左手拿起钵体，翻腕使虎门朝上将药倒出。若药物稍有粘壁，可用杵棒头部敲击冲钵口，使得钵体振动，药物由缸底脱落，或用一圆头竹片或刮勺刮下。

（5）清场　用软布擦拭缸体内壁和杵棒，使清洁。

## （二）铁碾船

铁碾船，又称药碾子、铁碾槽、铁研船，是我国传统的药物破碎工具之一。其多由生铁铸成，外形似船，主要由船型槽和有中心轴柄的研盘组成（图 2－1－11）。

操作时先将船型槽放于地上，并倒入经过预先干燥的药物，再放入研盘来回滚动将药物研碎，过筛后可得药粉。铁碾船有大小之分，小铁碾船可用手推动，大铁碾船用脚蹬。在碾药时要注意卫生，操作人员应穿工作鞋，以防污染。

## （三）小型粉碎机

小型粉碎机，又称打粉机，是现代中药房（店）常备的药物破碎工具，它具有粉碎范围广、效率高、无粉尘、操作简便等优点，能快速粉碎各种较硬的药物，如三七、西洋参、灵芝、人参等等。一般中药店、医院中药房都配备了小型粉碎机用于代客加工（图 2－1－12）。

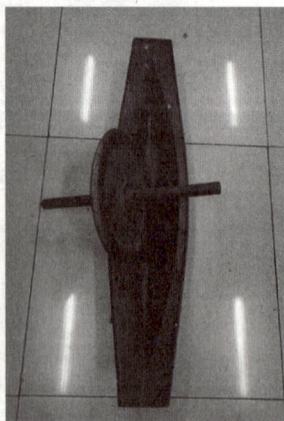

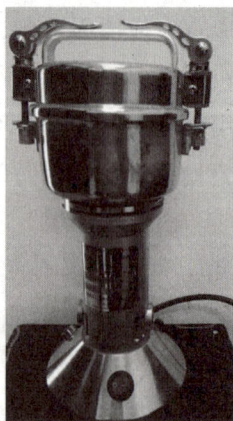

图 2－1－11　铁碾船　　　　图 2－1－12　小型粉碎机

### （四）乳钵

乳钵又称研钵，是以研磨为主，由陶瓷、玻璃或玛瑙等材料制成，主要用于粉碎少量的细料药或毒性药物，如麝香、冰片、朱砂、雄黄、珍珠等。用乳钵采用水飞法，甚至可得到极细粉，如朱砂等。

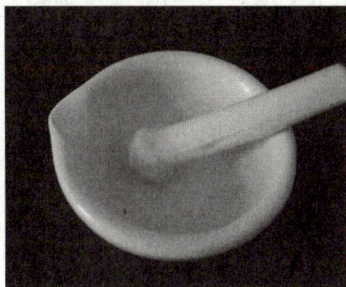

图 2 – 1 – 13  乳钵

### （五）剪刀或切药刀

主要用于将鲜药剪成小段或切成薄片。

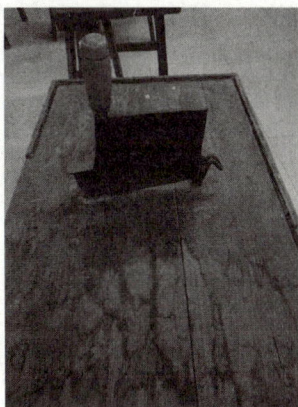

图 2 – 1 – 14  切药刀

## 三、清洁工具

调剂中药饮片需要配备的清洁工具有药筛、药刷子、掸子、软布等等。

**1. 药筛**  药筛用于加工过细药物的筛选和临方炮制药物与辅料的分离，以去掉杂质和非药用部分，使药物纯净。

**2. 药刷子**  药刷子用于清洁药斗、药柜和冲钵等。

## 四、包装工具

**1. 包装纸**  包装纸是整剂药物和处方中需要先煎、后下、包煎（加小布袋）、烊化、另煎、冲服等药物的包装用纸。纸的大小根据需要而定。

**2. 装药袋**　装药袋用于盛装调剂好的药物的纸袋。其大小根据需要而定。纸袋上面印有医院名称、汤剂煎煮知识、服法、禁忌等内容。

**3. 无毒塑料袋**　无毒塑料袋用于鲜药切剪成段、片儿后的包装。

**4. 扎线**　扎线用来捆扎药包的线绳，多为纸绳、塑料绳。

另外，在调剂过程中还可能用到盛药盘或胶片（大包装纸）来盛放称好的药物。

## 五、鉴方

鉴方又称审慎，用于压处方的长方形硬木块或石块，其作用可防止处方被风吹动，以及防止药物串位。其四面常写着汤头歌诀或配伍禁忌知识，可供调剂员学习、参考。

---

### 复习思考题

#### 一、单项选择题

1. 常用中药饮片应放于斗架的（　　）
   A. 最上层　　　　B. 最下层　　　　C. 较下层　　　　D. 中上层
   E. 高层

2. 质地较轻且用量较少的饮片应放入斗架的（　　）
   A. 最上层　　　　B. 最下层　　　　C. 较下层　　　　D. 中上层
   E. 高层

3. 质松泡且用量大的饮片应放在斗架的（　　）
   A. 最上层　　　　B. 最下层　　　　C. 较下层　　　　D. 中上层
   E. 高层

4. 下列应专柜存放的中药饮片是（　　）
   A. 肉桂　　　　　B. 官桂　　　　　C. 桂枝　　　　　D. 赤石脂
   E. 罂粟壳

5. 中药饮片装斗时，不宜过满，以避免串斗，一般种子类饮片应装至药斗容量的（　　）
   A. 1/2　　　　　B. 2/5　　　　　C. 3/5　　　　　D. 4/5
   E. 3/4

6. 中药饮片装斗时，先前药斗中残余的药物经处理后，应装于（　　）
   A. 新饮片上面　　B. 药斗最下面　　C. 混入新饮片中　　D. 药斗中间
   E. 以上都不是

7. 研碎少量的细料药，宜选用(　　)

    A. 小型粉碎机　　　　B. 乳钵　　　　　　C. 铁碾船　　　　　D. 冲钵

    E. 切药刀

8. 用冲钵捣药时，需要捣成"烂泥"的是(　　)

    A. 石膏　　　　　　　B. 杏仁　　　　　　C. 法半夏　　　　　D. 苍耳子

    E. 车前子

## 二、多项选择题

1. 下列哪些内容属于查斗的工作内容(　　)

    A. 检查缺货品种及数量　　　　　　　　B. 检查药斗名称与斗内药物是否相符

    C. 检查药斗内饮片质量　　　　　　　　D. 筛药

    E. 簸药

2. 装斗的程序包括(　　)

    A. 清理药斗　　　　B. 检查待装饮片　　C. 装入新药　　　　D. 装斗复核

    E. 装斗记录

3. 中药饮片调剂时的计量工具有(　　)

    A. 戥秤　　　　　　B. 电子秤　　　　　C. 铁碾船　　　　　D. 乳钵

    E. 小型粉碎机

4. 中药饮片调剂时用于药物破碎的工具有(　　)

    A. 戥秤　　　　　　B. 电子秤　　　　　C. 铁碾船　　　　　D. 乳钵

    E. 小型粉碎机

5. 下列表述正确的有(　　)

    A. 使用戥秤称量药物时，必需先校戥

    B. 使用戥秤称量药物时，左手持戥杆，右手取药放入戥盘内

    C. 使用戥秤称量药物时，右手提起戥纽，让戥盘悬空，左手稍离开戥杆，检视戥杆是否平衡

    D. 用冲钵捣药时，药物不宜放得过多，以占钵体内容积的 1/5 ~ 1/4 为宜

    E. 乳钵主要用于粉碎少量的细料药或毒性药物

## 三、简答题

1. 查斗的主要内容有哪些？

2. 装斗时"三查三对"包括哪些内容？

3. 戥秤的结构包括哪些？

扫一扫，知答案

# 项目二 审 方

审方是指具有药师以上技术职务的专业技术人员在配方操作之前对中药处方的各项内容进行全面审核的过程，是中药调剂工作的关键环节之一。处方作为一种传递信息的特殊医疗文件，它把医师对患者用药的信息传递给药师，以便药师按照医师的意图调配药品及讲解药品的使用方法。药学专业技术人员只有掌握处方管理应用的具体要求，才能保证合理用药，保障患者用药安全。

## 任务一 中药处方概述

### 案例导入

**案例：**小张是中药专业毕业的，现在某大药房工作。一天，40 多岁的王阿姨拿着两个月前的处方来抓药，她说这方治疗感冒可管用了，上次喝了三副就好了。小张看了一下处方，连忙问王阿姨现在有什么症状，王阿姨说她发烧、流黄鼻涕、咳嗽、嗓子痛。小张告诉王阿姨，这方是治疗风寒感冒的，你现在是风热感冒，这方不能用，最好让医生看看再拿药。

**讨论：**作为一名药学专业技术人员，应掌握哪些关于处方的基础知识？

### 一、处方的概念及意义

#### （一）处方的概念

**1. 处方** 是医疗和药品配发调剂的重要书面文件。

狭义地讲，处方是由注册的执业医师和助理执业医师在诊疗活动中为患者开具的，由药品调剂员审核、调配、核对并作为发药凭证的医疗用药的文书。

广义地讲，制备任何一种药剂的书面文件，皆可称为处方。

**2. 中药处方** 凡是载有中药商品名称、数量、用法等内容和制备任何一种中药药剂的书面文件。

### （二）处方的意义

**1. 法律性意义** 处方可作为医疗责任的法律凭证。因开具处方或调配处方所造成的医疗差错或事故，医师和药师分别负有相应的法律责任。医师具有诊断权和开具处方权，但无调配处方权；药师具有审核、调配处方权，但无诊断和开具处方权。在调查和处理医患纠纷时，处方是重要依据。若由处方书写或调配错误而造成的医疗事故，医师或药剂人员应负相应法律责任。

**2. 技术性意义** 开具或调配处方者都必须是经过医药院校系统专业学习，并经资格认定的医药卫生技术人员担任。医师对患者做出明确的诊断后，在安全、有效、经济的原则下，开具处方。药师应对处方进行审核，并按医师处方准确、快捷地调配，将药品发给患者应用，并进行必要的用药及贮藏药品的说明。处方写明了医师用药的名称、剂型、剂量及用法用量等信息，是药师配发药品和指导患者用药的重要依据。

**3. 经济性意义** 处方是药品消耗及药品经济收入结账的凭证和原始依据，也是患者在治疗疾病，包括门诊、急诊、住院全过程中的用药的真实凭证。可作为药品统计、结账的依据。尤其是贵重药品、毒性药品和麻醉药品等。

## 二、组方的原则

方药的组成原则，是选药组方的规矩和绳墨，具有指导意义。它不是随意地、简单地将药物堆积，而是依据辨证和治法的需要，将中药有目的地组成一张处方，其组方原则为"君、臣、佐、使"四个部分。如《素问·至真要大论》所说："主病之谓君，佐君之谓臣，应臣之谓使。""君"药，即主药或主治药，是针对主症或病因而起主要治疗作用的药物；"臣"药，即辅药或辅助药，就是协助主药更好地发挥作用的药物；"佐"药，又叫兼制药，是指协助主药治疗兼症，或监制主药以清除某些药物的毒性和烈性，或起反佐作用的药物；"使"药，是指引导各药，起调和作用的药物。近年来，中药复方中各味药之间的药理研究表明，中药之间的配伍组方应用，对于提高疗效、减少毒性，起着非常重要的作用。

总之，在组方时，首先必须辨证明确，抓住主要矛盾，然后根据立法的要求和具体病情的需要进行选药组方，这样才能使方药多而不乱，少而精专，配伍严谨，以提高疗效。

**知 识 链 接**

### 君臣佐使

解释：原指君主、臣僚、僚佐、使者四种人分别起着不同的作用，后指中药处方中的各味药的不同作用。

出处：《神农本草经》："上药一百二十种为君，主养命；中药一百二十种为臣，主养性；下药一百二十种为佐使，主治病；用药须合君臣佐使。"

## 三、处方的类型

### （一）依据处方的来源分类

可将处方分为法定处方、协定处方、医师处方、经方、时方、单方、验方、秘方等。

**1. 法定处方**　国家药典、部颁标准（局颁标准）和地方标准上收载的处方。它具有法律的约束力，在制剂制备或医师开写法定制剂时，均需严格遵照其规定执行，包括药品名称、用法用量等，不得变更增减。

**2. 协定处方**　一是由医院药房根据经常性医疗需要，与临床医师协商制定的处方。二是医院、医疗卫生主管部门与资深医生及有丰富经验的药师等在传染疫情流行期间共同协商制定的临时处方。它的主要优势是解决了配方数量太多的处方，做到预先配制与贮备，以加快配方速度，缩短患者候药时间。同时，还可减少忙乱造成的差错，提高工作效率，保证配方质量，最大限度地保证药品的安全、有效。

**3. 医师处方**　是医生为患者治病用药的书面文件。中医处方是中医医生临床应用最为广泛的处方，是中医医生在辨证论治的基础上为患者开写的处方，能最大限度地适应中医辨证施治、随证加减和理法方药的特点和需求。我们审查处方就是审查医师处方，尤其是中医处方。

**4. 经方**　《伤寒杂病论》《金匮要略》等经典著作中所记载的方剂。大多组方严谨，疗效确实，经长期临床实践沿用至今。

**5. 时方**　泛指从清代至今出现的方剂，它是在经方基础上的继承和发展。

**6. 单方、验方**　单方是药味比较少、比较简单而有良好药效的方剂，往往只有一二味药材构成，力专效捷，使用简便；验方，又叫偏方，是指民间长期积累的经验方，简单而有效。这类方剂，在民间流传并对某些疾病有较好的疗效。但由于患者体质、病情各异，在使用时，最好在医师指导下应用，以防发生意外事故。

**7. 秘方**　又称禁方。医疗上有独特疗效、不轻易外传（多系祖传）的药方。

### （二）根据处方管理办法及相关药事管理法规分类

医师处方可分为麻醉药品处方、精神药品处方、普通处方、急诊处方、儿科处方等。

**1. 麻醉药品处方** 专门开写麻醉药品的特殊处方。

**2. 精神药品处方** 专门开写精神药品的特殊处方。

**3. 普通处方** 开写除了麻醉药品、精神药品以外的其他药品的处方。

**4. 急诊处方** 为了急诊患者急需药品开写的处方。药师应优先审查调剂该类处方，以尽快减轻和治愈患者的病痛。

**5. 儿科处方** 为14周岁以下儿童患者所需药品开写的处方。主要是用药剂量上要更加重视。

另外，还有贵重药品处方、毒剧药品处方等。

## 四、处方的格式与书写要求

### （一）处方的格式

医师处方主要由三部分组成，包括处方前记、处方正文、处方后记。

**1. 处方前记** 包括医疗、预防、保健机构的名称（全称）、科别或病室和床位号、患者的姓名、性别、年龄、家庭住址、门诊或住院病历号、处方编号、费别、临床诊断、处方编号、开具日期等，并可添列专科要求的项目。姓名、性别、年龄是核对药品与剂量的依据，一定要写清楚。

**2. 处方正文** 是处方的主要部分。以 Rp 或 R（拉丁文 Recipe "请取"的缩写）标示，中药饮片处方包括药品名称、剂量、剂数、用法用量等。西药及中成药处方包括药品的名称、规格、数量及用法用量等。药物名称可以使用中文，毒性药品必须书写全称，数量采用阿拉伯数字，剂量使用公制，即克、毫升等国际单位。处方不得更改，必要时由处方医生在涂改处签字盖章。配制方法和使用方法也应该书写在正文之内。

**3. 处方后记** 包括医师签名或加盖专用签章，药品金额以及审核、调配、核对、发药的药学专业技术人员签名等。尤其要格外关注医生签名盖章。

### （二）处方的书写要求

1. 处方记载的患者一般项目应清晰、完整并与病历记载相一致。

2. 处方字迹应当清楚，不得涂改。如有修改，必须在修改处签名及注明修改日期。

3. 年龄必须写实足年龄，婴幼儿写日、月龄。必要时，婴幼儿要注明体重。

4. 西药和中成药可以分别开具处方，也可以开具一张处方，中药饮片应当单独开具处方。

5. 中药处方应当体现"君、臣、佐、使"的特点要求。

6. 药品名称应当按《中国药典》规定准确使用,《中国药典》没有规定的,应当按照本省(区、市)中药饮片处方用名与调剂给付的规定书写。

7. 药品剂量与数量用阿拉伯数字书写。

8. 中药饮片的用法用量应当符合《中国药典》规定。

9. 应准确标明用药方法。

10. 处方一般不得超过 7 日用量;急诊处方一般不得超过 3 日用量;对于某些慢性病、老年病或特殊情况,处方用量可适当延长,但医师应当注明理由。

11. 开具处方后的空白处应划一斜线以示处方完毕。

12. 西药、中成药处方,每一种药品应当另起一行,每张处方不得超过 5 种药品。

## 五、中药处方的管理

1. 执业医师和助理执业医师有处方权并将本人签名备案。

2. 除处方医师外,其他人员不得擅自修改处方。

3. 处方当日有效。

4. 毒麻中药处方应造册登记。

5. 药品名称和使用剂量以《中华人民共和国药典》标准为准。

6. 一般药品处方留存一年,毒性中药处方留存两年,麻醉药品处方留存三年。

7. 白色——普通处方,淡红色——麻醉药品处方和第一类精神药品处方,淡黄色——急诊处方。

8. 麻醉中药罂粟壳的使用 每次处方不超过 3 日常用量(每日 3~6g,共 18g),连续使用不超过 7 天。留方三年备查。不得单包,必须混入群药。晚期癌症患者持专用卡可酌情增加用量。

知 识 链 接

### 关于电子处方的规定

《处方管理办法》第二十八条规定:医师利用计算机开具、传递普通处方时,应当同时打印出纸质处方,其格式与手写处方一致;打印的纸质处方经签名或者加盖签章后有效。药师核发药品时,应当核对打印的纸质处方,无误后发给药品,并将打印纸质处方与计算机传递处方同时收存备查。

# 任务二　处方审核

## 案例导入

**案例：** 某女，35 岁，怀孕 2 个多月，因身体不适到医院就诊，医生诊断为虚寒性胎动不安。处方为：党参 12g，白术 9g，当归 12g，白芍 9g，熟地 10g，附子 9g，杜仲 9g，陈皮 10g，炙甘草 6g。患者服药两天后流产。

此方是补养气血安胎的方剂，主要用于治疗冲任虚寒，气血不足所致的胎动不安。处方中"附子"属于大热而有大毒之品，此药是孕妇禁用药。因此，患者服用此方后导致了流产。

审方是调剂工作的关键一步，是保证用药安全有效，防止差错事故的有效措施。处方经审方无误，方能进行调配。

**讨论：** 审方要审哪些项目？怎样审方？下面就带着大家一起学习处方审核。

## 一、审项

审项，也叫全面审方。收方后必须认真审核处方各项内容，包括处方的科别、患者姓名、性别、年龄、婚否、住址、日期、处方药味、剂量、剂数、用法、医师签字等，如有缺项应向患者说明，让医师填齐项目，确认无误后方可计价。

## 二、审核药物的名称

处方所列药物名称是否清楚，有无短缺、重复、笔误、别名、并开药名、毒麻药物、特殊煎煮等。对于有问题的及时和处方医师联系，纠正处方错误，或经处方医师重新签字后方可调配。

### （一）处方中的中药名称

中药历史悠久，品种繁多。中药的名称由于历代文献记载的不同及地区用药习惯的差异，一种药往往有多个名字。中药饮片处方中的名称包括中药正名、别名、并开药名等。中药调剂人员应正确理解处方中药名称，以便准确审方配方，确保临床用药安全有效。

**1. 中药的正名**　中药饮片正名是现行版本《中国药典》一部、局颁《药品标准》或《炮制规范》所收载的中药的规范化名称。中药饮片的正名只有一个，如党参、大黄、三七、甘草等。

**2. 中药的别名**

（1）中药的别名，又称"偏名"，是指中药正名以外的名称。中药的别名通常具有一定的来历和含义，受药物的特点、性能、产地、采收季节、炮制方法以及地域、习惯等方面因素影响。为了保证临床用药安全，调剂人员应熟悉常用药物的别名。常见中药饮片的别名见表2-2-1。

表2-2-1　常用中药正名和别名对照表

| 正　名 | 别　名 |
|---|---|
| 大黄 | 将军、生军、川军、锦纹 |
| 天花粉 | 瓜蒌根、花粉 |
| 甘草 | 甜草、国老、皮草、粉草 |
| 延胡索 | 元胡、玄胡 |
| 西红花 | 番红花、藏红花 |
| 辛夷 | 木笔花、望春花 |
| 肉苁蓉 | 淡大云 |
| 木蝴蝶 | 玉蝴蝶、千张纸、洋故纸、云故纸 |
| 补骨脂 | 破故纸 |
| 牛蒡子 | 大力子、鼠粘子、牛子、牛大力 |
| 沙苑子 | 潼蒺藜 |
| 决明子 | 草决明、马蹄决明 |
| 槟榔 | 大腹子、海南子、大白 |
| 罂粟壳 | 米壳 |
| 拳参 | 草河车 |
| 藜芦 | 山葱 |
| 芒硝 | 朴硝、马牙硝、皮硝 |
| 蒺藜 | 刺蒺藜、白蒺藜 |
| 薏苡仁 | 薏米、苡仁 |
| 浙贝母 | 大贝、元宝贝、珠贝、象贝 |
| 豆蔻 | 白豆蔻、蔻仁 |
| 牛膝 | 怀牛膝 |
| 白果 | 银杏 |

续 表

| 正 名 | 别 名 |
|---|---|
| 茯苓 | 赤茯苓、白茯苓、云苓 |
| 蒲公英 | 黄花地丁、公英、婆婆丁 |
| 黄芩 | 条芩、子芩、枯芩、片芩 |
| 川楝子 | 金铃子 |
| 山茱萸 | 枣皮、山萸肉、芋肉 |
| 牵牛子 | 黑白丑、二丑 |
| 金银花 | 忍冬花、二花 |
| 三七 | 田三七、旱三七 |
| 山豆根 | 广豆根、南豆根、苦豆根 |
| 土鳖虫 | 地鳖虫、土元 |
| 淫羊藿 | 仙灵脾 |
| 马钱子 | 番木鳖 |
| 佩兰 | 兰草、醒头草、省头草 |
| 益母草 | 坤草 |
| 千金子 | 续随子 |
| 广防己 | 木防己 |
| 防己 | 粉防己、汉防己 |
| 重楼 | 七叶一枝花、蚤休 |
| 香加皮 | 北五加皮 |
| 海螵蛸 | 乌贼骨 |
| 蛇蜕 | 龙衣 |
| 朱砂 | 丹砂、辰砂、镜面砂 |
| 洋金花 | 曼陀罗 |
| 夜明砂 | 蝙蝠粪 |
| 望月砂 | 野兔粪 |

| 正 名 | 别 名 |
|---|---|
| 骨碎补 | 申姜、毛姜、猴姜 |
| 土茯苓 | 仙遗粮 |
| 肉桂 | 桂心、玉桂、官桂 |
| 砂仁 | 缩砂、阳春砂 |
| 草豆蔻 | 草蔻 |
| 丁香 | 公丁香、紫丁香 |
| 母丁香 | 鸡舌香 |
| 伏龙肝 | 灶心土 |
| 西洋参 | 花旗参、洋参 |
| 栀子 | 山栀子、大红栀、黄栀子 |
| 钩藤 | 勾丁、大钩丁、双钩藤 |

（2）同一药名基源不同，如中药地丁，京津地区为罂粟科的苦地丁，华北地区为豆科的米口袋，华东地区为堇菜科的犁头草。

### （二）处方应付

#### 1. 处方药品的正名与应付

（1）直接写药物的正名或炒，付清炒的品种有（逢子必炒）：谷芽、麦芽、稻芽、山楂、槐花、酸枣仁、苦杏仁、王不留行、牵牛子、紫苏子、莱菔子、冬瓜子、决明子、苍耳子、牛蒡子、芥子、蔓荆子。

（2）直接写药物的正名或炒，付麸炒的品种有：僵蚕、枳壳、苍术、薏苡仁、枳实、芡实、六神曲、半夏曲。

（3）直接写药物的正名或炒，付烫制的品种有：狗脊、刺猬皮、骨碎补、龟甲、鳖甲、穿山甲、阿胶。

（4）直接写药物的正名或炒，付酒制的品种有：熟地黄、山茱萸、女贞子、黄精、蕲蛇、肉苁蓉、乌梢蛇。

（5）直接写药物的正名或炒，付醋制的品种有：乳香、没药、五灵脂、延胡索、香附、大戟、芫花、甘遂、五味子、莪术、青皮、商陆。

（6）直接写药物的正名或炒，付盐制的品种有：蒺藜、车前子、益智仁、杜仲、小茴香、橘核、补骨脂。

（7）直接写药物的正名或炒，付蜜制的品种有：马兜铃、紫菀、款冬花、槐角、桑白皮、枇杷叶。

（8）直接写药物的正名或炒，付煅制的品种有：龙骨、龙齿、牡蛎、花蕊石、蛤壳、瓦楞子、磁石、自然铜、赭石、礞石、炉甘石。

（9）直接写药物的正名，付炒炭的品种有：地榆、侧柏叶、血余炭、棕榈、干漆。

（10）直接写药物的正名，付炮制品的品种有：附子、半夏、天南星、白附子、川乌、草乌、马钱子、远志、巴戟天、吴茱萸、厚朴、淫羊藿、肉豆蔻、斑蝥、巴豆、硫黄、藤黄。

**2. 处方药名的并开与应付**　并开药名是指处方中将2～3味药物缩写在一起。一是功效相近的药物，如二冬即天冬和麦冬；二是配伍时有协同作用的药物，如知柏，即知母、黄柏。处方中常见并开药与应付见表2-2-2。

表2-2-2　常见并开药物处方应付

| 品　名 | 处方应付 | 品　名 | 处方应付 |
| --- | --- | --- | --- |
| 二冬 | 天冬、麦冬 | 全荆芥 | 荆芥、荆芥穗 |
| 二术 | 苍术、白术 | 冬瓜皮子 | 冬瓜皮、冬瓜子 |
| 苍白术 | 苍术、白术 | 青陈皮 | 青皮、陈皮 |
| 二母 | 知母、贝母（浙） | 焦三仙 | 焦山楂、焦麦芽、焦神曲 |
| 二蒺藜 | 白蒺藜、沙苑子 | 焦四仙 | 焦山楂、焦麦芽、焦神曲、焦槟榔 |
| 二地 | 生地、熟地 | 知柏 | 知母、黄柏 |
| 生熟地 | 生地、熟地 | 盐知柏 | 盐知母、盐黄柏 |
| 二活 | 羌活、独活 | 谷麦芽 | 炒谷芽、炒麦芽 |
| 羌独活 | 羌活、独活 | 猪茯苓 | 猪苓、茯苓 |
| 二风藤 | 青风藤、海风藤 | 腹皮子 | 大腹皮、槟榔 |
| 二芍 | 赤芍、白芍 | 棱术 | 三棱、莪术 |
| 赤白芍 | 赤芍、白芍 | 乳没 | 制乳香、制没药 |
| 砂蔻仁 | 砂仁、蔻仁（白） | 二乌 | 制川乌、制草乌 |
| 全紫苏 | 紫苏子、紫苏梗、紫苏叶 | 桃杏仁 | 桃仁、杏仁 |
| 苏子叶 | 紫苏子、紫苏叶 | 芦茅根 | 芦根、茅根 |
| 二丑 | 黑丑、白丑 | 生熟枣仁 | 生枣仁、熟枣仁 |
| 二地丁 | 紫花地丁、蒲公英（黄花地丁） | 生熟薏仁 | 生薏仁、炒薏仁 |

续 表

| 品 名 | 处方应付 | 品 名 | 处方应付 |
|---|---|---|---|
| 二决明 | 生石决明、草决明 | 南北沙参 | 南沙参、北沙参 |
| 忍冬花藤 | 金银花、金银藤 | 生龙牡 | 生龙骨、生牡蛎 |
| 荆防 | 荆芥、防风 | 桑枝叶 | 桑枝、桑叶 |

**课堂互动**

指出以下处方药名的别名、并开药名、处方全名。

处方一：杭菊花9g　白芍9g　茯苓9g　青陈皮9g　姜半夏9g　橘红9g　甘草6g。

处方二：熟地黄15g　山药10g　云苓10g　泽泻10g　枣皮9g　五味子3g　麦冬10g　牡丹皮10g。

## 三、审核用药禁忌

中药在使用过程中，为了确保疗效，安全用药，避免不良反应产生，审方时必须注意配伍禁忌和妊娠禁忌。

### （一）审配伍禁忌

配伍禁忌是指有些药物相互配合后能产生毒性反应或降低疗效。前人在药物禁忌方面有"十八反"和"十九畏"的记载。现分述如下：

### 1. 十八反歌诀

本草明言十八反，半蒌贝蔹及攻乌，

藻戟遂芫俱战草，诸参辛芍叛藜芦。

释义：半（清半夏、姜半夏、法半夏）蒌（瓜蒌、瓜蒌皮、瓜蒌仁、全瓜蒌、天花粉）贝（川贝母、浙贝母）蔹（白蔹）及（白及）反乌头（川乌、草乌、附子、天雄），藻（海藻、昆布、海带）戟（京大戟、红大戟）遂（甘遂）芫（芫花）反甘草，诸参（五参，即人参类：人参、党参、西洋参、太子参；沙参：南沙参、北沙参；丹参；玄参；苦参）辛（细辛、辛夷）芍（赤芍、白芍）反藜芦。

### 2. 十九畏歌诀

硫黄原是火中精，朴硝一见便相争；

水银莫与砒霜见，狼毒最怕密陀僧；

巴豆性烈最为上，偏与牵牛不顺情；

丁香莫与郁金见，牙硝难合京三棱；

川乌草乌不顺犀，人参最怕五灵脂；

官桂善能调冷气，若逢石脂便相欺；

大凡修合看顺逆，炮爁炙煿莫相依。

释义：硫黄畏朴硝（芒硝、皮硝、牙硝、元明粉、玄明粉）；

水银畏砒霜（红砒、白砒、红信、白信、信石）；

狼毒畏密陀僧（铅丹）

巴豆畏牵牛（牵牛子、二丑、黑丑、白丑、黑白丑）；

丁香（公丁香、母丁香）畏郁金；

牙硝（同朴硝）畏京或荆三棱；

川乌、草乌（附子、天雄）畏水牛角及其加工品；

人参（人参类）畏五灵脂；

官桂（肉桂、桂枝）畏赤石脂、白石脂。

在审查处方时，对处方中有配伍禁忌的，应当拒绝调配。请处方医师再次审核，更正或在配伍禁忌处签名，方可进行处方调配。调配后，原处方留存 2 年备查。

**课堂互动**

请审核以下处方的配伍禁忌

处方一：麻黄 6g　苦杏仁 9g　甘草 5g　石膏（先煎）15g　川贝 3g　半夏 12g　青陈皮各 6g　附子 10g

处方二：藿香 10g　紫苏 9g　半夏 15g　青陈皮各 6g　丁香 6g　厚朴 6g　郁金 6g　旋覆花（包煎）9g

### （二）审妊娠禁忌

在审核处方时，应特别注意处方前记中的性别、年龄、婚否等内容，若为妊娠患者开的处方，审查正文时须审有无妊娠禁忌用药。如有，应不予调配。如果是孕妇慎用药，也不予调配，若因病情需要，应请处方医师在该药旁签字后方可调配。

凡是影响胎儿生长发育、有致畸作用，甚至造成堕胎的中药，为妊娠禁忌用药。妇女妊娠期间，凡属于毒性药、破血逐瘀药、行气药、逐水药、峻泻药等毒性大、作用猛烈的药物，均有可能对孕妇或胎儿造成不同程度损害，应慎用或禁用。

《中国药典》现行版将妊娠禁忌药分为孕妇禁用药和孕妇慎用药两类。

**1. 妊娠禁用药**　孕妇禁用的均为毒性中药，凡禁用的中药绝对不能使用。如天仙子、天仙藤、丁公藤、三棱、干漆、川乌、马钱子、马钱子粉、土鳖虫、千金子、千金子霜、马兜铃、巴豆、巴豆霜、水蛭、红粉、芫花、两头尖、甘遂、朱砂、全蝎、阿魏、京大戟、闹羊花、洋金花、莪术、猪牙皂、草乌、制草乌、牵牛子、轻粉、商陆、斑蝥、雄黄、蜈蚣、大皂角、罂粟壳、麝香等。

**2. 妊娠慎用药**　孕妇慎用的大多是性质猛烈或有小毒的中药，包括通经祛瘀、行气破滞及药性辛热的中药，可根据孕妇病情，酌情使用，没有必要时应避免使用，以免发生事故。如天花粉、天南星、制天南星、人工牛黄、王不留行、天然冰片、三七、大黄、川牛膝、木鳖子、牛黄、牛膝、片姜黄、肉桂、华山参、冰片、白附子、玄明粉、芒硝、西红花、红花、芦荟、苏木、牡丹皮、郁李仁、虎杖、制川乌、皂矾、没药、附子、苦楝皮、赭石、乳香、卷柏、枳壳、枳实、禹州漏芦、桂枝、桃仁、凌霄花、禹余粮、急性子、穿山甲、益母草、通草、常山、硫黄、漏芦、薏苡仁、番泻叶、蒲黄、瞿麦、蟾酥等。

知 识 链 接

### 妊娠用药禁忌歌诀

芫（蚖：芫青，即青娘子、红娘子）斑（斑蝥）水蛭及虻虫；
乌头（川乌、草乌）附子配天雄。
野葛（钩吻，不是葛根，剧毒）水银并巴豆；
牛膝（川牛膝、怀牛膝）苡仁（薏苡仁）与蜈蚣。
三棱（京三棱）芫花代赭（代赭石）麝（麝香）；
大戟（京大戟、红大戟）蝉蜕黄雌雄（大黄、雄黄、雌黄）。
牙硝、芒硝牡丹（丹皮）桂（肉桂、桂枝）；
槐花（槐米）牵牛皂角（皂角、猪牙皂）同。
半夏南星（天南星）与通草；
瞿麦干姜桃仁通（木通）。
硇砂（紫硇砂、白硇砂）干漆蟹爪甲（穿山甲）；
地胆（类似青娘子红娘子）茅根（白茅根）土鳖虫。

## 四、审核毒麻中药

毒麻药品管理不善或使用不当，会对人民的健康及社会治安造成严重危害。《中华人民共和国药品管理法》第 39 条规定："国家对麻醉药品、精神药品、毒性药品、放射药品，实行特殊的管理方法。"其目的在于正确发挥特殊药品防病治病的积极作用，严防因管理不善或使用不当而对人民的健康及社会治安造成危害。

在审方时要注意处方中的毒麻中药是否超剂量，如确属需要超常规使用的，应经处方医师在该药味旁重新签字后，方可调配。当然，不合格处方，药师有权拒绝调配。

### （一）毒性中药

**1. 毒性中药的含义**　　毒性中药系指毒性剧烈，治疗剂量与中毒剂量相近，使用不当致人中毒或死亡的中药。

**2. 毒性中药品种**　　为了保证医疗质量，正确使用毒性中药，保障人民健康，加强对医疗用毒性药品的管理，国务院颁布的《医疗用毒性药品管理办法》中所列毒性中药共28种：砒石（红砒、白砒）、砒霜、水银、生马钱子、生川乌、生草乌、生白附子、生附子、生半夏、生南星、尘巴豆、斑蝥、红娘虫、青娘虫、生甘遂、生狼毒、生藤黄、生千金子、闹羊花、生天仙子、雪上一枝蒿、红升丹、白降丹、蟾酥、洋金花、红粉、轻粉、雄黄。

**3. 毒性中药的管理和使用**

（1）毒性中药的收购、经营，由各级医药管理部门指定的药品经营单位负责；零售配方由经过批准的经营药店、医疗单位负责。未经批准，任何单位或者个人均不得从事毒性中药的收购、经营和配方业务。

（2）收购经营、产地加工、使用毒性中药的单位必须建立健全保管、验收、领发、核对等制度，严防收假、发错，严禁与其他药品混杂，做到入库有验收有复核、出库有发药有复核，划定仓间或仓位，专柜加锁保管，并有专人专账管理。

（3）毒性中药的包装容器上必须印有毒性中药的标志。在运输毒性中药的过程中应当采取有效措施，防止发生事故。

（4）凡加工炮制毒性中药，必须按照《中国药典》或者省、自治区、直辖市卫生行政部门制定的炮制规范的规定进行。药材符合药用要求的，方可供应、配方和用于中成药生产。

（5）医疗机构调配毒性中药，需凭本机构执业医师签名的正式处方。药品零售单位调配毒性中药，需凭盖有执业医师所在的执业单位公章的正式处方。每次处方用量不得超过2日极量。

（6）调配处方过程中，必须认真负责，计量准确，按医嘱注明的要求调配，并由调配人员及具有药师以上技术职称的复核人员签名盖章后方可发出。对处方未注明"生用"的毒性中药，应付其炮制品。如发现处方有疑问时，须经原处方医生重新审定并签名进行确认后再行调配。处方一次有效，取药后处方保存2年备查。

（7）科研、教学单位所需的毒性中药，必须持本单位的资质证明（营业执照或者事业法人资格证）和单位的证明信，经单位所在地县以上药监部门申报，经批准后，供应部门方能发售。

（8）特殊管理的毒性中药的品种、用法用量。见表2-2-3。

表 2-2-3　毒性中药品种、用法用量及注意事项

| 名称 | 用法用量 | 注意事项 |
| --- | --- | --- |
| 砒石<br>（红砒、白砒） | 内服：0.03～0.075g，入丸散用；外用：研末撒、调服或入膏药中贴之 | 有大毒，内服慎用，体虚及孕妇禁服 |
| 砒霜 | 0.009g，多入丸散；外用适量 | 不能久服，口服外用均可引起中毒 |
| 水银 | 外用适量 | 不可内服，孕妇禁用 |
| 生马钱子 | 0.2～0.6g，炮制后入丸散用 | 不宜生用、多服久服，孕妇禁用 |
| 生川乌 | 一般炮制后用 | 生品内服宜慎，不宜与贝母类、半夏、瓜蒌、天花粉、白蔹、白及同用 |
| 生草乌 | 一般炮制同用 | 一般不内服。余同生川乌 |
| 生白附子 | 外用适量捣烂，煎膏或研末以酒调敷患处 | 孕妇慎用。生品内服宜慎 |
| 生附子 | 3～15g，一般炮制后用 | 孕妇禁用；不宜与生半夏、瓜蒌、天花粉、贝母、白蔹、白及同用 |
| 生半夏 | 3～9g，一般炮制后用；外用适量，磨汁或研末以酒调敷患处 | 不宜与乌头类药材同用 |
| 生天南星 | 外用适量，研，以酒或醋调敷，制天南星3～9g | 孕妇慎用 |
| 生巴豆 | 外用适量，研末涂患处，或捣烂纱布包擦患处0.03～0.06g，炮制后多入丸散；外用适量 | 孕妇禁用，不宜与牵牛子同用 |
| 斑蝥 | 研末或浸酒、醋，或制油膏涂敷患处，不宜大面积用 | 本品有大毒，内服慎用，孕妇禁用 |
| 青娘虫 | 0.05～0.1g，外用适量 | 体虚及孕妇禁服 |
| 生甘遂 | 0.5～1.5g，炮制后多入丸散用 | 孕妇禁用，不宜与甘草同用 |
| 生狼毒 | 熬膏外敷 | 不宜与密陀僧同用 |
| 生藤黄 | 0.03～0.06g，外用适量 | 内服慎用 |
| 生千金子 | 1～2g；去壳、去油用，多入丸散服；生品外用适量，捣烂敷患处 | 孕妇及体弱便溏者忌服 |
| 闹羊花 | 0.6～1.5g，浸酒或入丸散；外用适量，煎水洗或鲜品捣敷 | 不宜多服，久服；体虚及孕妇禁用 |
| 生天仙子 | 0.06～0.6g | 心脏病、心动过速、青光眼患者及孕妇忌服 |
| 雪上一枝蒿 | 内服：研末0.062～0.125g，或浸酒；外用：酒磨敷 | 有剧毒，未经炮制，不宜内服；用药期间忌食生冷、豆类及牛羊肉 |
| 红升丹 | 0.05～0.1g，外用适量，研极细粉单用或与其他药材配成散剂或制成药捻使用 | 毒性较大，不可内服 |

| 名称 | 用法用量 | 注意事项 |
|---|---|---|
| 白降丹 | 外用适量 | 不可内服 |
| 蟾酥 | 0.015～0.03g，多入丸散用；外用适量 | 孕妇慎用 |
| 洋金花 | 0.3～0.6g，宜入丸散，亦做卷烟燃吸（分次用，每日不超过15g）。外用适量 | 青光眼、外感及痰热喘咳、心动过速及高血压患者禁用 |
| 红粉 | 外用适量，研极细粉单用或与其他药味配成散剂或制成药捻 | 本品有毒，不可过量；内服慎用；外用亦不宜持久用 |
| 轻粉 | 内服：每次0.1～0.2g，每日1次，多入丸剂或装胶囊，服用漱口；外用适量，研末掺敷患处 | 本品有毒，不可过量；内服慎用；孕妇禁服 |
| 雄黄 | 0.05～0.1g 入丸散用；外用适量，熏涂患处 | 内服宜慎，不可久用；孕妇禁用 |

《中国药典》（2015年版）第一部共收载毒性中药79种，分为三类，其中"大毒"8种（见表2-2-4）、"小毒"30种（见表2-2-5）、"有毒"41种（见表2-2-6）。现将药典收载毒性中药材的品种、用法用量及注意事项分类介绍：

表2-2-4 《中国药典》（2015年版）收载大毒中药品种简表

| 品名 | 用法与用量 |
|---|---|
| 川乌 | 1.5～3g，一般炮制后用；生品内服宜慎。不宜与贝母类、半夏、瓜蒌、天花粉、贝母、白蔹、白及同用 |
| 马钱子 | 0.3～0.6g，炮制后入丸散，不宜生用 |
| 巴豆 | 巴豆霜0.1～0.3g，多入丸散；外用适量；不宜与牵牛子同用 |
| 红粉 | 只可外用，不可内服 |
| 草乌 | 一般炮制后用；生品内服宜慎 |
| 斑蝥 | 0.03～0.06g，炮制后用；外用适量 |
| 天仙子（莨菪子） | 0.06～0.6g，心脏病、心动过速、青光眼忌用 |
| 闹羊花 | 0.6～1.5g，浸酒或入丸散；外用适量 |

表2-2-5 《中国药典》（2015年版）收载小毒中药品种简表

| 品名 | 用法与用量 |
|---|---|
| 丁公藤 | 3～6g，配制酒剂，内服或外用 |
| 九里香 | 6～12g，外用鲜品适量，捣烂敷患处 |
| 土鳖虫 | 3～10g |
| 大皂角 | 1～1.5g，多入丸散，外用适量 |

续　表

| 品名 | 用法与用量 |
|------|-----------|
| 川楝子 | 5～10g，外用适量，研末调涂 |
| 小叶莲 | 3～9g，多入丸散用 |
| 飞扬草 | 6～9g，外用适量，煎水洗 |
| 水蛭 | 1～3g |
| 艾叶 | 3～9g，外用适量，供灸治或熏洗用 |
| 北豆根 | 3～9g |
| 金铁锁 | 0.1～0.3g，多入丸散，外用适量 |
| 地枫子 | 6～9g |
| 红大戟 | 1.5～3g，入丸散服，每次1g，内服醋制用。外用适量，生用 |
| 两面针 | 5～10g，外用适量 |
| 吴茱萸 | 2～5g，外用适量 |
| 苦木 | 枝3～4.5g，叶1～3g，外用适量 |
| 苦杏仁 | 5～10g，生品入煎剂后下，内服不宜过量 |
| 草乌叶 | 1～1.2g，多入丸散 |
| 南鹤虱 | 3～9g |
| 鸦胆子 | 0.5～2g，用龙眼肉包裹或装入胶囊服，外用适量 |
| 重楼 | 3～9g，外用适量 |
| 急性子 | 3～5g |
| 蛇床子 | 3～10g，外用适量；多煎汤熏洗；或研末调敷 |
| 猪牙皂 | 1～1.5g，多入丸散；外用适量，研末吹鼻或研末调敷患处 |
| 绵马贯众 | 4.5～9g |
| 紫萁贯众 | 5～9g |
| 蒺藜 | 6～10g |
| 植藤子 | 10～15g |
| 鹤虱 | 3～9g |
| 翼首草 | 1～3g |

表2－2－6　《中国药典》（2015年版）收载有毒中药品种简表

| 品名 | 用法与用量 |
|------|-----------|
| 三颗针 | 9～15g |
| 干漆 | 2～5g，孕妇及对漆过敏者禁用 |
| 土荆皮 | 外用适量 |
| 山豆根 | 3～9g |

| 品名 | 用法与用量 |
|---|---|
| 千金子 | 1～2g，去壳、去油用；千金子霜 0.5～1g，多入丸散，外用适量 |
| 制川乌 | 1.5～3g，宜先煎、久煎 |
| 天南星 | 3～9g，一般炮制后用，外用生品适量 |
| 木鳖子 | 0.9～1.2g，外用适量 |
| 水蛭 | 1.5～3.0g |
| 甘遂 | 0.5～1.5g，炮制后入丸散。不宜与甘草同用 |
| 仙茅 | 3～10g |
| 白果 | 5～10g，生食有毒 |
| 白屈菜 | 9～18g |
| 白附子 | 3～6g，一般炮制后用，外用适量 |
| 半夏 | 3～9g，炮制后用，外用适量 |
| 朱砂 | 0.1～1.5g，多入丸散，外用适量 |
| 华山参 | 0.1～1.2g，不宜多用 |
| 全蝎 | 3～6g |
| 芫花 | 1.5～3g，外用适量 |
| 苍耳子 | 3～10g |
| 两头尖 | 1～3g，外用适量 |
| 附子 | 3～15g，炮制后用，先煎、久煎 |
| 苦楝皮 | 3～6g，外用适量 |
| 金钱白花蛇 | 入煎剂，2～5g，研末吞服，1～1.5g |
| 京大戟 | 1.5～3g |
| 制草乌 | 1.5～3g，宜先煎、久煎，余同生川乌 |
| 牵牛（黑白丑） | 3～6g |
| 轻粉 | 内服每次 0.1～0.2g，多入丸散，外用适量 |
| 香加皮 | 3～6g |
| 洋金花 | 0.3～0.6g，宜入丸散，外用适量 |
| 臭灵丹草 | 9～15g |
| 狼毒 | 煎膏外敷 |
| 常山 | 5～9g |
| 商陆 | 3～9g，外用适量，煎汤熏洗 |
| 硫黄 | 1.5～3g，炮制后入丸散，外用生品适量 |

续　表

| 品名 | 用法与用量 |
|---|---|
| 雄黄 | 0.05～0.1g，入丸散用，外用适量 |
| 蓖麻子 | 2～5g，外用适量 |
| 蜈蚣 | 3～5g |
| 罂粟壳 | 3～6g，易成瘾，不宜常服 |
| 蕲蛇 | 3～9g，研末吞服，1次1～1.5g |
| 蟾酥 | 0.015～0.03g，多入丸散用，外用适量 |

### （二）麻醉中药

麻醉中药是指连续使用易产生依赖性，能成瘾癖的药物。

1996年1月国务院颁布了《麻醉药品品种目录》，中药罂粟壳作为麻醉品被列入其中。

管理和使用中药罂粟壳应做到以下几点：

1. 罂粟壳的供应业务由各药品监督管理部门指定的一个中药经营企业承担，其他单位一律不准经营。

2. 罂粟壳的供应必须根据医疗、教学和科研的需要，有计划地进行。罂粟壳可供乡镇卫生院以上医疗单位配方使用和县以上药品监督管理部门指定的经营单位凭盖有乡镇卫生院以上医疗单位公章的医师配方使用，不得单味零售。严禁在中药材市场上销售。

3. 罂粟壳具成瘾性，故不宜常服，孕妇及儿童禁用；运动员慎用。每张处方罂粟壳不超过3日常用量（3～6g），即总共18g，且不得单包，必须混入群药，防止变相套购。连续使用不得超过7天。

4. 要有专人负责、专柜加锁、专用账册、专用处方、专册登记。做到账物相符，处方保留3年备查。

5. 对执有《麻醉药品专用卡》的患者，可到指定的医疗机构开方配药。对于癌症晚期患者止痛所需，可酌情增加用量。

### 五、审核用法用量

中药的用法用量包括每日剂量、每剂分几次服用、用药方法（内服、外用等）、服用时间（有饭前服、饭后服、空腹服、温服、凉服、顿服）等内容。审方时应根据患者的年龄，审核用量是否合理，特别对毒性中药及作用剧烈的药物更要注意。

### 六、其他审核

住院处方除按门诊处方审核外，还要审核病区、床号是否清楚。处方日期如超过3

天，应请处方医师重新开具处方。处方中有需自备"药引"的，如生姜、大枣等应向患者交代清楚其用法用量。看清是自煎还是代煎，以便计价。有需临方炮制的如朱砂拌茯苓等，应交给专门人员及时加工。

### 知 识 链 接

#### 审方时发现问题的处理

在实际工作中，医师所开处方绝大多数是完全合格的，并不存在问题，处方审查无误，方可计价。如发现问题应立即与医师联系，问明原因，商议解决办法，调剂人员不得主观猜测，不得擅自涂改。

（1）凡处方出现内容不全，字迹模糊，药品名称、剂量及脚注书写不清或使用不当，无医师签名者，不能进行调配。审方药师要沉着冷静，及时与处方医生联系，更正并签字后再行调配。

（2）若处方内发现有配伍禁忌、妊娠禁忌或药物用量超出药典规定范围时，原则上禁止配方。如果确属特殊病证必须使用，医生确实有临床用药经验和把握，则要求处方医生在配伍禁忌和超量药物项下再次重新签名确认，否则不可调配。

（3）处方中如有重味可直接删掉，缺味药一定要明白告诉病家自备，不可妄加更代。

### 七、审方的技能技巧

（1）熟练掌握常用方药组成原则。中药处方是在中医辨证论治的基础上，常由几种甚至几十种药物组成的方剂，组成比较复杂。决定方剂中药物的"君臣佐使"之构成，是根据药物在方中所起作用的主次、药量的多寡、药力的大小来区分的。如六味地黄丸的组成是熟地、山茱萸、山药、茯苓、泽泻、丹皮。君药熟地，甘温滋补，滋肾填精。臣药山茱萸，酸温收敛，养肝涩精；山药，甘平滋腻，补脾固精。佐药泽泻，利湿泄浊，防熟地滋腻；丹皮，清泻肝火，制山茱萸之温。茯苓，淡渗脾湿，助山药健脾。

（2）了解中药药名一字之差。药名一字之差是指两种药物的名称仅一字之差异，例如佩兰、泽兰。如调剂人员工作不细心，很容易出现差错。因此，有必要了解常用药名一字之差的中药品种（见表 2-2-7）

表2-2-7 常用药名一字之差的中药品种

| 药 名 | 药 名 | 药 名 | 药 名 |
|---|---|---|---|
| 泽泻、泽漆 | 海螵蛸、桑螵蛸 | 红豆蔻、草豆蔻 | 通草、通天草 |
| 桑寄生、槲寄生 | 石决明、决明子 | 龙胆草、龙须草 | 佩兰、泽兰 |
| 忍冬花、冬花 | 麻黄、麻黄根 | 草河车、紫河车 | 制南星、胆南星 |
| 川柏、川朴 | 合欢皮、合欢花 | 漏芦、藜芦 | 续随子、续断子 |
| 白芍、白菊 | 川芎、川乌 | 胡麻仁、火麻仁 | 杞子、栀子 |
| 车前子、车前草 | 山茱萸、吴茱萸 | 天龙、天虫 | 金铃子、金樱子 |
| 肉豆蔻、白豆蔻 | 肉桂子、桂花子 | 酢浆草、败酱草 | 天葵子、冬葵子 |
| 黄芪、黄芩 | 牵牛子、牛子 | 白薇、白蔹 | 半边莲、半枝莲 |

（3）区分书写潦草与笔画类似的中药处方。由于医师在书写处方时，书写潦草，加上一些药笔画类似，调剂人员稍有疏忽，便容易看错药名，出现抓错药；再加上复核人员工作不认真，就影响药品的质量和疗效，甚至有可能危及生命。因此，要求调剂人员在调剂配方时一定要专心致志，认真识别书写潦草的处方及笔画类似的中药，防止出现差错事故。下面是在临床上经常出现错误的处方药名（见表2-2-8）。

表2-2-8 常用书写潦草或笔画类似中药对照表

| 药 名 | 药 名 | 药 名 | 药 名 |
|---|---|---|---|
| 桂枝、桔梗 | 黄芩、黄芪 | 桃仁、枣仁 | 大黄、大枣 |
| 杏仁、枣仁 | 川乌、川芎 | 白薇、白蔹 | 杞子、枝子 |
| 香薷、香蒿 | 山枝、山棱 | 红花、红藤 | 党参、玄参 |

## 复习思考题

### 一、单项选择题

1. 医师与药师协商制定的处方为（  ）

    A. 法定处方      B. 协定处方      C. 医师处方      D. 生产处方

    E. 秘方

2. 淡黄色的处方为（  ）

    A. 急诊处方      B. 儿科处方      C. 普通处方      D. 麻醉药品处方

    E. 精神病药品处方

3. 麻醉药品处方为（  ）

A. 白色　　　　　　B. 绿色　　　　　　C. 黄色　　　　　　D. 蓝色

E. 红色

4. 处方包括(　　　)

A. 处方前记　　　　B. 处方后记　　　　C. 处方正文　　　　D. 以上都是

E. 以上都不是

5. 麻醉药品处方需保存(　　　)

A. 1 年　　　　　　B. 2 年　　　　　　C. 3 年　　　　　　D. 4 年

E. 5 年

6. 毒性药品处方应保存(　　　)

A. 1 年　　　　　　B. 2 年　　　　　　C. 3 年　　　　　　D. 4 年

E. 5 年

7. 川乌的常用量是(　　　)

A. 6.0 ~ 9.0g　　　B. 3.0 ~ 5.0g　　　C. 5.0 ~ 6.0g　　　D. 1.5 ~ 3.0g

E. 3.0 ~ 9.0g

8. 马钱子的常用量是(　　　)

A. 0.1 ~ 0.3g　　　B. 0.3 ~ 0.6g　　　C. 0.6 ~ 0.9g　　　D. 0.9 ~ 1.6g

E. 0.2 ~ 0.3g

9. 半夏的常用量为(　　　)

A. 1 ~ 3g　　　　　B. 3 ~ 6g　　　　　C. 3 ~ 9g　　　　　D. 9 ~ 16g

E. 3.0 ~ 15.0g

10. 同丁香相畏的是(　　　)

A. 乌头　　　　　　B. 干姜　　　　　　C. 人参　　　　　　D. 郁金

E. 水牛角

11. 属于十八反药对的是(　　　)

A. 草乌、附子　　　B. 草乌、丁香　　　C. 草乌、干姜　　　D. 瓜蒌、附子

E. 川贝、半夏

12. 属于十九畏范围的是(　　　)

A. 巴豆、牵牛　　　B. 水银、砒霜　　　C. 肉桂、赤石脂　　D. 以上都不是

E. 以上都是

13. 在十九畏歌诀中，五灵脂最怕(　　　)

A. 人参　　　　　　B. 白术　　　　　　C. 黄芪　　　　　　D. 大枣

E. 赤石脂

14. 孕妇不能使用的是(　　　)

A. 砂仁      B. 紫苏      C. 水蛭      D. 扁豆

E. 山药

15. 天南星的常用量是(　　)

A. 1～3g      B. 3～9g      C. 3～6g      D. 9～12g

E. 9～15g

16. 别名坤草的药物是(　　)

A. 鱼腥草      B. 金钱草      C. 旱莲草      D. 车前草

E. 益母草

17. 下列属处方前记的是(　　)

A. 药名      B. 用法用量      C. 年龄      D. 药品金额

E. 医生签名

18. 处方写厚朴应付(　　)

A. 生厚朴      B. 姜厚朴      C. 盐厚朴      D. 蜜厚朴

E. 酒厚朴

19. 针对主症或病因而起主要治疗作用的药物是(　　)

A. 君药      B. 臣药      C. 佐药      D. 使药

E. 辅药

20. 半夏不宜与(　　)同用

A. 天南星      B. 生姜      C. 芫花      D. 巴豆

E. 附子

## 二、多项选择题

1. 组方的原则是(　　)

A. 君      B. 辅      C. 佐      D. 使

E. 臣

2. 根据处方管理办法及相关药事管理法规，医师处方可分为(　　)

A. 麻醉药品处方      B. 精神药品处方      C. 普通处方      D. 急诊处方

E. 儿科处方

3. 川乌反(　　)

A. 瓜蒌      B. 贝母      C. 白及      D. 半夏

E. 白蔹

4. 甘草反(　　)

A. 大戟      B. 芫花      C. 附子      D. 甘遂

E. 人参

5. 下列属于妊娠禁用药的是（　　　）

   A. 大黄　　　　　B. 川乌　　　　　C. 天南星　　　　　D. 马钱子

   E. 马兜铃

### 三、简答题

1. 简述处方的含义。

2. 背写"十八反""十九畏"歌诀。

扫一扫，知答案

# 项目三　计价与收费

【学习目标】

知识要求

1. 掌握药品零售计算中药汤剂处方价格的方法。

2. 熟悉药品零售行业计价、收费规范。

3. 熟悉不同规格中药饮片、细料药、自费饮片的计价处理方法。

技能要求

1. 会利用电脑计价系统和计算器或算盘准确计算出中药汤剂的价格。

2. 能独立完成中药汤剂处方的计价、收费任务。

## 任务一　计　价

### 📚 案例导入

**案例：** 王小明刚刚从药店保管员岗位调到计价收款员的岗位，由于他从未接触过计价收款工作，药店需要对王小明进行上岗前培训。

**讨论：** 王小明需要掌握哪些知识和技能才能胜任计价岗位的工作呢？

中药处方计价又称算方，是按处方中的药味顺序逐一计算每味饮片的金额，再将每味药金额相加计算出每剂药的金额，再乘以调配的剂数计算出该张处方总金额，并填写在处方药价处。处方计价一般由计价员完成，计价员必须执行符合物价管理规定的价格，准确计价，不得任意估价。因此，计价员不仅要熟悉中药饮片的零售价，还要能进行熟练计算，才能快速、准确地完成计价任务。

## 一、计价方法

### （一）计价工具

算盘、计算器、电脑、笔、计价图章、打印机等。

### （二）汤剂计价操作方法

1. 计算处方中每味药的价格　用每味药的单价乘以每味药的剂量，得出每味药的价格。

2. 计算每剂药的价格　把处方中每味药的价格相加，得出每剂药的价格。

3. 计算每张处方的总价　每剂药的价格乘以需调配的剂数，得出每张处方的总价。如需代煎汤剂另加代煎费，代煎费等于单剂代煎费乘以代煎剂数。

4. 复核　检查有无差错。

### （三）常见临方制剂加工的计价

**1. 散剂的计价方法**　散剂的计价价格是在汤剂的基础上增收加工费得出的。

（1）计算出每料（剂）药的价格，乘以需加工的料（剂）数，计算方法同汤剂，得出药费。

（2）再算出加工费的价格。用加工费的单位价格（一般以千克计，即每千克多少钱）乘以全方的总重量，得出加工费价格。

（3）药费加上加工费得出散剂的价格。

**2. 丸剂的计价方法**

（1）水丸的计价　水丸的计价是在散剂的基础上增加制丸工序。需增加制丸加工费。水丸价格＝药价＋加工费＋包衣价格＋包装材料费。不需要包衣的水丸，减去包衣价。

（2）蜜丸的计价　蜜丸的赋形剂是蜂蜜，因此，蜜丸计价在散剂基础上加上蜂蜜价格及加工费算出实际价格。使用金箔的另加金箔价。

蜜丸价格＝药价＋蜂蜜价格＋加工费＋包装材料费

$$蜜丸粒数 = \frac{全方药味重量 - 损耗 + 蜂蜜重量}{每丸重量}$$

（3）糊丸的计价　糊丸的种类很多，如面粉糊、神曲糊、糯米糊、枣泥糊等。也有用醋或酒代水打糊为丸的。其计算方法参照水丸的计算方法。

**3. 其他剂型的计价**　其他剂型可参照蜜丸的计价方法进行计价。用药费加上赋形剂或辅料费用，再加上加工费和包装材料费后计算出总价。

## 二、计价常规要求

1. 按照政府物价主管部门有关物价管理规定的要求进行计价，不得任意估价和改价，做到计价准确无误。

2. 收方计价时先要审方，将处方的前记、正文、后记仔细审阅。

3. 计价时要问清需调配的剂数，是自煎还是代煎。

4. 如果处方中有缺味药，在审方时应告知患者，请医师调换药味后再配方。如顾客执意配方，需在缺味药上盖"缺味"章后计价。药方中有重复药味的需盖重味章，不要重复计价。处方中需患者自备的药引，要向患者说明，讲清自备方法、用量，加盖"自备"章。

5. 处方中如有自费药品，需向顾客说明，加盖"自费"章，并在收据中注明自费药名和金额。

### 知 识 链 接

**国家基本医疗保险、工伤保险和生育保险药品目录（2017 年版）**
——中药饮片部分

（一）单味或复方均不支付费用的中药饮片及药材

白糖参、朝鲜红参、玳瑁、冬虫夏草、蜂蜜、蛤蚧、狗宝、海龙、海马、红参、猴枣、琥珀、灵芝、羚羊角尖粉、鹿茸、马宝、玛瑙、牛黄、珊瑚、麝香、西红花、西洋参、血竭、燕窝、野山参、移山参、珍珠（粉）、紫河车。

各种动物脏器（鸡内金除外）和胎、鞭、尾、筋、骨。

（二）单味使用不予支付费用的中药饮片及药材

阿胶、阿胶珠、八角茴香、白果、白芷、百合、鳖甲、鳖甲胶、薄荷、莱菔子、陈皮、赤小豆、川贝母、玳玳花、淡豆豉、淡竹叶、当归、党参、刀豆、丁香、榧子、佛手、茯苓、蝮蛇、甘草、高良姜、葛根、枸杞子、龟甲、龟甲胶、广藿香、何首乌、荷叶、黑芝麻、红花、胡椒、花椒、黄芥子、黄芪、火麻仁、核桃仁、胡桃仁、姜（生姜、干姜）、金钱白花蛇、金银花、橘红、菊花、菊苣、决明子、昆布、莲子、芦荟、鹿角胶、绿豆、罗汉果、龙眼肉、马齿苋、麦芽、牡蛎、南瓜子、胖大海、蒲公英、蕲蛇、芡实、青果、全蝎、肉苁蓉、肉豆蔻、肉桂、山楂、桑椹、桑叶、沙棘、砂仁、山药、生晒参、石斛、酸枣仁、天麻、甜杏仁、乌梅、乌梢蛇、鲜白茅根、鲜芦根、香薷、香橼、小茴香、薤白、饴糖、益智、薏苡仁、罂粟壳、余甘子、鱼腥草、玉竹、郁李仁、枣（大枣、酸枣、黑枣）、栀子、紫苏。

注：本目录所列药品均包括生药及炮制后的药材及饮片。

6. 处方中如有不同规格或细料贵重药品，应在药名的顶部注明该药单价，俗称"顶码"或"顶头码"，避免在调配时错付规格。处方中的并开药若未注明"各"多少克，则其中的单味药剂量按总量的平均值计算。

7. 计价时，应在处方药味四角处，用笔圈钩，作为原方标志，便于再次调剂时检查有无增减。原方复配时，应重新核算，不得使用原价。

8. 药算子、布袋可按实际进价收费并在结算时予以注明。包装纸、绳、袋在销售费用中解决，不得收费。

9. 中药饮片调剂处方计价，每剂总和保留到分，分以下四舍五入。

10. 准确计价后，将单价、剂数、总价、日期、经手人等项填入盖有计价图章的各栏内（见图 2 - 3 - 1）。计价图章可根据药店实际需要自行设计，填写时使用黑色或蓝色钢笔或签字笔。现也有些药店计价完成后，直接打印出小票，附在处方后，不再使用计价图章。

| ×××药店 | | | | | |
|---|---|---|---|---|---|
| 单价 | | 剂数 | | 金额 | |
| 计价 | | 调剂 | | 复核 | |
| | 年　　月　　日 | | 备注 | | |

图 2 - 3 - 1　计价图章样式

11. 需代煎的药，计价后办理代煎手续。若需临方制剂加工，在计价后填写定配单，将姓名、加工剂型、规格、数量、取药日期、经手人等填写清楚。

12. 收费后，开具收据或发票，交给顾客取药凭证，将处方和票据一同交调剂员，对处方进行调配。

### 三、计算机计价

在过去，中药饮片计价人员需要熟记几百种饮片的价格，使用算盘计价。现多数药房（店）开始使用计算机计价系统。通常各医疗机构和药品经营企业已将中药饮片名称、规格、产地、单价、数量及运算程序录入电脑，计价员通过输入中药药名、剂量，系统自动计算出单价、总价。通过系统设置还可自动提示超剂量和配伍禁忌的药物。只要有熟练的电脑操作技能，就能准确快速地完成计价工作。

计算机计价系统有计算准确、使用方便的特点。但是作为计价人员应首先掌握手工计价方法，打牢基本功。

**1. 医院中药饮片处方计价**　医院已经全面使用医院管理系统，特别是医保定点医院统一使用经医保部门确认的管理系统实现了医保实时结算。在系统中已经将饮片计价功能与医师开处方功能合并，医师开电子处方时，输入药名和剂量后即显示出药价，当医师开完处方，系统已将药价计算完毕，打印处方时同时将计算完的药价打印在处方药价处。（见图2-3-2、图2-3-3）

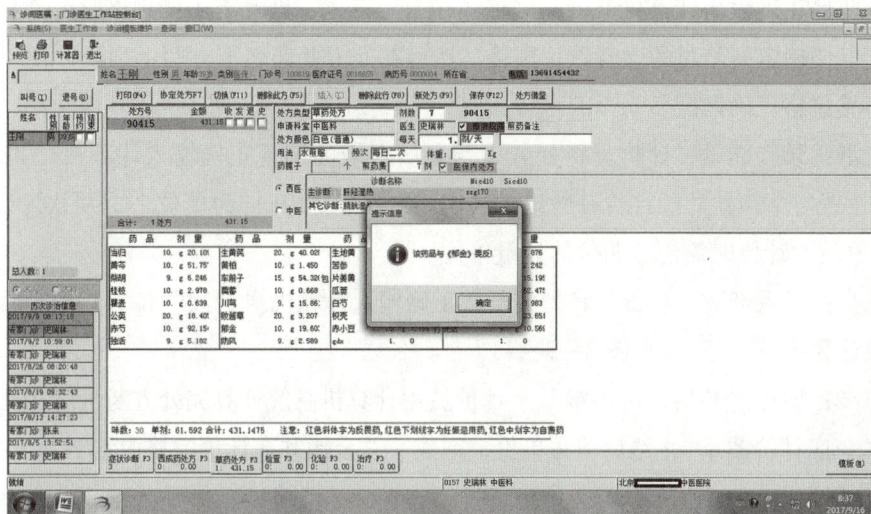

图2-3-2 医师电子处方界面

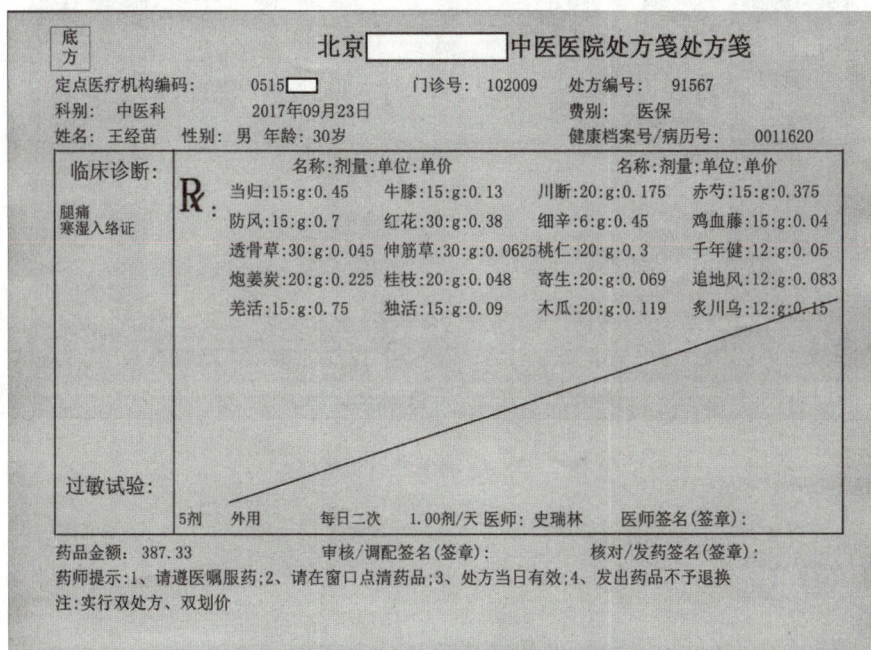

图2-3-3 医师电子处方打印式样

**2. 零售药店中药饮片处方计价** 食品药品监督管理部门已经要求零售药店使用符合 GSP 管理要求的系统管理软件，这些软件都已实现中药饮片处方计价功能。

计算机计价步骤：

第一步：录入药名 计价员进入处方计价系统，一般通过输入汉语拼音简码的形式，将处方中药名正确输入计算机"商品名称"位置。若同一药品有不同规格时，需与顾客沟通确认，以便确定要给付的中药饮片规格。然后在处方此药名上方写上顶码，便于调剂员按相应药品规格正确调配。

第二步：录入剂量 计价员将处方中药名所对应的剂量正确输入计算机"剂量"或"数量"位置。中药饮片的计价一般以克（g）或十克（10g）为单位，个别饮片以"条""只"为单位，计价时需注意药价的计量单位。

第三步：录入剂数 计价员将处方剂数正确输入计算机"剂数"位置。确定后，计算机将自动计算出总金额。（见图 2 - 3 - 4）

第四步：填写"药店计价图章" 计价员用计算机系统计算完处方药价后在处方空白处加盖"药店计价图章"，然后填写单价、剂数、总金额并在计价空格内签字。

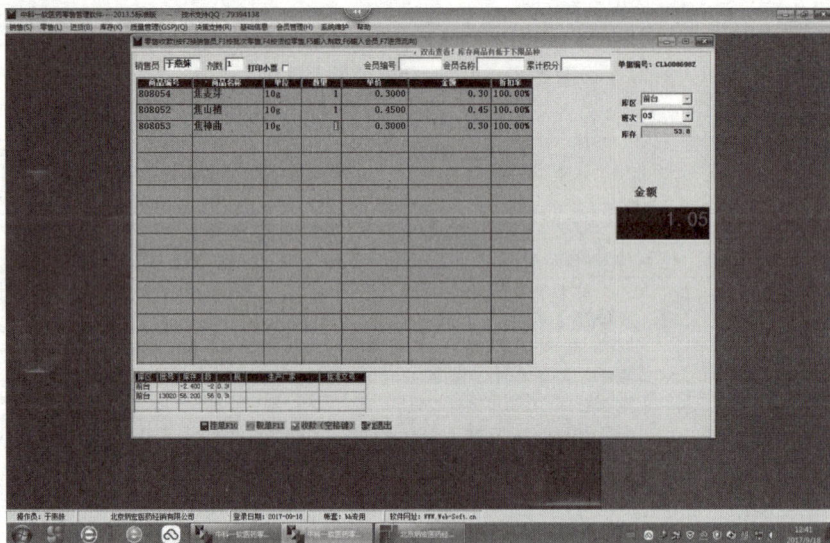

图 2 - 3 - 4 计算机计价界面

知 识 链 接

## 中药饮片价格的规定

全国各地的中药饮片零售价格的定价形式主要有政府定价、政府指导价、市场调节价等形式。按照有关规定，麻醉药品和第一类精神药品实行政府定价，列入《国家（省、市、自治区）基本医疗保险、工伤保险和生育保险药品目录》报销范围，且符合药品标准要求的中药饮片实行政府指导价，其他中药饮片实行市场调节价。实行政府定价、政府指导价的药品，必须执行政府定价、政府指导价，不得以任何形式擅自提高价格。依法执行市场调节价的药品，药品生产企业、经营企业应按照公平、合理、诚实信用、质价相符的原则制定价格，为用药者提供价格合理的药品。药品价格要明码标价，各类中药材、中药饮片要标明产地。药品经营企业应向价格主管部门提供药品实际购销价格、购销数量等资料。

# 任务二　收　费

## 📖 案例导入

**案例**：王小明调到计价收款员岗位已经三天了，这天傍晚王小明快下班的时候，来了一个小伙子买药，到收款台前付款，先付一张百元钞，小明验钞后收下，小伙子又说有零钱付，要回百元钞，找零钱又凑不够，又将百元钞递回，小明收下后找零。小伙走后小明开始交接班结款，这时小明发现有一张百元假钞。

**讨论**：小明为何会收入假钞？营业收款时应注意哪些问题？

收费是中药处方经计价后，由收款人员根据计价金额，收取钱款的过程。包括现金收费、刷卡收费、经第三方支付平台收费、支票收费等。

### 一、现金收费

现金收费是指收取顾客使用现金支付的药费。在收取现金时，要仔细看清数额，并进行验钞，验钞后要唱收，即向顾客说出收到的钱款数额。然后找零钱，大额的钞票付出前也要验钞，然后唱付给顾客。

**1. 收现金程序**　收款→验钞→唱收→找零→唱付。

**2. 收现金注意事项**

（1）收钱找零，一定要唱收唱付。

（2）收、付款时，对大额钞票一定要坚持验钞，避免损失和不必要的麻烦。

（3）收款过程要精神集中，保持冷静，减少不必要损失。

（4）收款的环境要明亮，避免在昏暗的光线下收款。

（5）尽量避免给顾客兑换零钱、整钱，钱款每一出一入出于安全考虑都要认真清点，避免被窃。收款台上方应安装监控设备。

## 二、刷卡收费

刷卡收费包括银行卡刷卡收费和社保卡（医保卡）刷卡收费等。

### （一）银行卡刷卡收费

银行卡刷卡收费是指商家通过使用顾客银行卡在 POS 机上操作，向顾客收款的过程。POS 机是商家向银行申请的收款终端设备，分为有线通讯 POS 机和无线通讯 POS 机。其主要任务是对商品与媒体交易提供数据服务和管理功能，并进行非现金结算。

POS 机是通过读卡器读取银行卡上的持卡人磁条信息，由 POS 操作人员输入交易金额，持卡人输入个人识别信息（即密码），POS 机把这些信息通过银联中心，上送发卡银行系统，完成联机交易，给出成功与否的信息，并打印相应的票据。POS 的应用实现了信用卡、借记卡等银行卡的联机消费，保证了交易的安全、快捷和准确。

**1. 有线通讯 POS 机**　有线通讯 POS 机又称固定 POS 机（见图 2 - 3 - 5）。

优点是：软件升级和维护比较容易；网络拨号方式，拨号速度快；POS 交易清算比较容易。

缺点是：需要连线操作，客人需要到收银台付账。

有线通讯 POS 机操作流程：

（1）刷卡确认卡号后与银行主机通信，计算机提示进行 POS 交易，收款员根据收费界面提示在 POS 机中输入收费金额。

（2）将 POS 机密码输入键盘交与顾客，提醒顾客看清付款金额后输入密码并按确认键，等待交易。

（3）交易成功后 POS 机自动打印票据，收款员将票据撕下交与顾客签字确认，顾客签字后收款员必须保存商户联，将签字底联和银行卡交与顾客收存。至此，刷卡收费结束。

**2. 无线通讯 POS 机**　无线通讯 POS 机又称无线 POS 机（见图 2 - 3 - 6）。

优点是：无线操作，付款地点形式自由；体积小。

缺点是：通讯信号不稳定；数据易丢失；成本高。

无线通讯 POS 机操作流程：

（1）收取顾客银行卡，在 POS 机的刷卡槽中刷卡后确认卡号与银行主机通信。

（2）在 POS 机上输入收款金额后复核确认，将 POS 机交顾客，提醒顾客看清付费金额后输入密码，然后按确认键，进行 POS 交易。

（3）交易成功后 POS 机自动打印票据，收款员将票据撕下交与顾客签字确认，顾客签字后收款员必须保存商户联，将签字底联和银行卡交与顾客收存。至此，刷卡收费结束。

注意：商家一定要留取"商户存根联"，以此向银行报单结算，信息一定要完整，必须有持卡人签字。

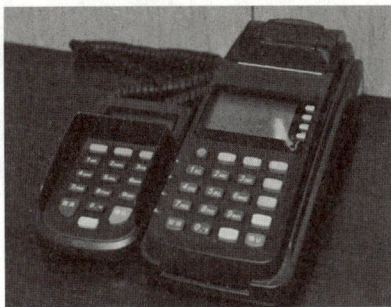

图 2 - 3 - 5　有线 POS 机

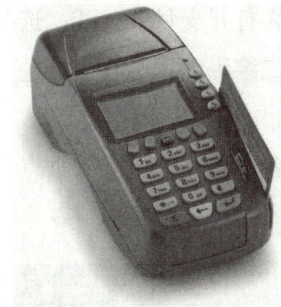

图 2 - 3 - 6　无线 POS 机

### （二）社保卡（医保卡）刷卡收费

社保卡（医保卡）刷卡收费是指医疗保险定点医疗机构或定点零售药店接入医疗保险信息系统，通过刷取参保人员社保卡（医保卡）进行结算收款的过程。

医疗机构或零售药店需满足当地申办医疗保险定点医疗机构或定点零售药店的有关条件，并向社保经办机构提出申请，经审批备案后，接入医疗保险信息系统，安装医保 POS 机后即可进行社保卡（医保卡）刷卡结算。

社保卡（医保卡）刷卡收费操作可以实现和医保中心账户进行数据交换，直接联网结算。

## 三、经第三方支付平台收费

随着移动通信的发展，出现了第三方支付平台，人们只要将自己的银行卡与支付平台绑定，开通支付功能，就能实现使用手机进行购物付款，其中微信支付和支付宝支付在生活中应用较为普遍，让商家和顾客都享受到了便利。实现微信和支付宝支付的前提是商家开通微信和支付宝的收款功能，顾客要开通微信和支付宝的支付功能。顾客在有图 2 - 3 - 7 标识的商家购物，即可使用支付宝或微信支付功能。

### 1. 微信支付步骤

方法一：

（1）顾客打开手机微信 APP，点"＋"下拉菜单；

（2）并在菜单中点"收付款"，手机上会出现二维码及条码；

（3）商家使用扫码枪或摄像头，快速扫描顾客的二维码或条形码即可完成交易。

方法二：

（1）顾客打开手机微信 APP，点"＋"下拉菜单。

（2）选择"扫一扫"，用手机摄像头扫描商家收款二维码。

（3）输入付款金额完成付款。

### 2. 支付宝支付步骤

方法一：

（1）顾客打开支付宝 APP，选择"付钱"。

（2）将二维码出示给收银员进行扫描，即完成付款。

方法二：

（1）或者顾客在支付宝首页点"扫一扫"，扫描商家收款二维码

（2）输入支付金额完成付款。

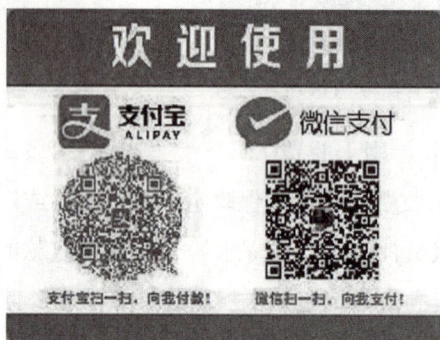

图 2–3–7　支付宝、微信支付标识

### 四、支票收费

支票收费是指顾客使用支票付款。常见支票分为现金支票、转账支票、普通支票。现金支票和转账支票，在支票正面上方有明确标注。现金支票只能用于支取现金（限同城内）；转账支票只能用于转账。支票上未印有"现金"或"转账"字样的为普通支票，普通支票可以用于支取现金，也可以用于转账，在普通支票左上角划两条平行线的，为划线支票，划线支票只能用于转账，不得支取现金，不划线时就作为现金支票使用。工作中收取的多为转账支票。

**1. 支票的填写**　收到支票后，需要对日期和金额进行填写，填写时一定要使用签字笔，出票日期数字必须大写，大写数字写法：零、壹、贰、叁、肆、伍、陆、柒、捌、玖、拾。

例如，2012 年 9 月 5 日可写为：贰零壹贰年玖月零伍日，玖月前零字可写也可不写，"伍日"前"零"字必写。2012 年 2 月 13 日：贰零壹贰年零贰月壹拾叁日，壹月"贰月"前"零"字必写，叁月至玖月前"零"字可写可不写。拾月至拾贰月必须写成壹拾月、壹拾壹月、壹拾贰月（前面多写了"零"字也认可，如零壹拾月）。壹日至玖日前零字必写，拾日至拾玖日必须写成壹拾日及壹拾某日，贰拾日至贰拾玖日必须写成贰拾日及贰拾某日，叁拾日至叁拾壹日必须写成叁拾日及叁拾壹日，用中文大写字。

人民币数字大写写法：壹，贰，叁，肆，伍，陆，柒，捌，玖，零，拾，佰，仟，万，拾万，百万，仟万，亿，元，角，分。注意："万"字不带单人旁。

人民币大写举例：

①289,546.52　贰拾捌万玖仟伍佰肆拾陆元伍角贰分。

②7,560.31 柒仟伍佰陆拾元零叁角壹分。此时"陆拾元零叁角壹分""零"字可写可不写。

③532.00 伍佰叁拾贰元正。"正"写为"整"字也可以，不能写为"零角零分"。

④425.03 肆佰贰拾伍元零叁分。

⑤325.20 叁佰贰拾伍元贰角。角字后面可加"正"字，但不能写"零分"，比较特殊。

人民币小写：最高金额的前一位空白格用"￥"字头填写，数字填写要求完整清楚。

现金支票填写样本见图2-3-8（A、B）。

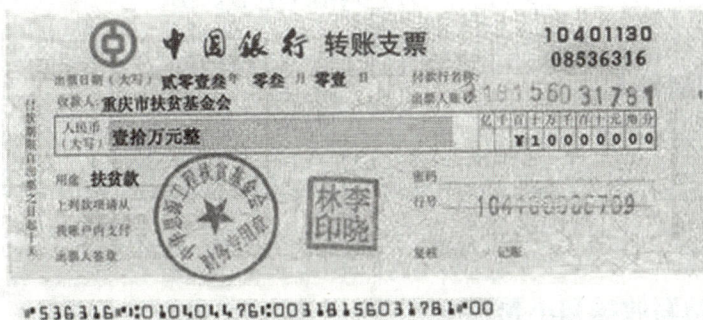

图2-3-8（A） 转账支票填写样本

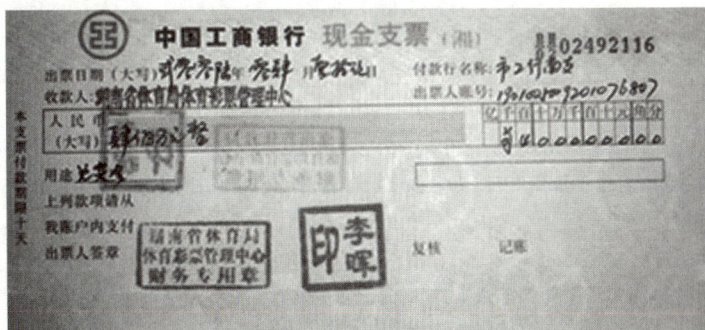

图2-3-8（B） 现金支票填写样本

### 2. 收支票注意事项

（1）支票正面不能有涂改痕迹，否则本支票作废。

（2）受票人如果发现支票填写不全，可以补记，但不能涂改。

（3）支票的有效期为10天，日期首尾算一天。节假日顺延。

（4）支票见票即付，不记名。（丢了支票尤其是现金支票相当于是把票面金额数目的钱丢了，银行不承担责任。现金支票一般要素需填写齐全，假如支票未被冒领，可在开户银行挂失；转账支票假如支票要素填写齐全，在开户银行挂失，假如要素填写不齐，到票据交换中心挂失。）

（5）出票单位现金支票背面印章盖模糊了，可把模糊印章打叉，重新再盖一次。

（6）收款单位转账支票背面印章盖模糊了（此时票据法规定是不能以重新盖章方法来补救的），收款单位可带转账支票及银行进账单到出票单位的开户银行去办理收款手续（不用付手续费），俗称"倒打"，这样就用不着到出票单位重新开支票了。

（7）填支票最好使用支票打字机，避免书写出错。填好支票后，在背面处加盖本单位财务章，及时送银行兑现。目前情况，支票送银行后一般不能当时兑现，所以在收支票后也不能当时付货，需向顾客说明支票兑现后才能取货。

# 任务三　开具收据和发票

## 案例导入

**案例：**某日，王小明当班，有某单位来药店购买职工防暑药品，需要开具增值税普通发票。

**讨论：**给单位开具增值税普通发票，需注意什么？

### 一、手工填写收据和小票

收取钱款后，要给顾客开具收据或小票（图 2-3-9、图 2-3-10、图 2-3-11）。药店开给顾客的小票、收据是药店对顾客已交费的认可票据，要按照一定要求开具。另外，开具小票时，也要按规定书写。

**（一）开销售小票**

1. 销售小票也叫销售凭证，开具时要按销售小票的项目逐项填写。

2. 填写内容有：药品编号、批号、药品名称、单位、数量、单价、金额、人民币大写金额、开票日期、开票人签字等内容。

3. 开票字迹要工整，项目填完整，金额计算准确。

4. 顾客付款后，收款人员在小票顾客联上加盖收款专用章后，交给顾客取药、留存。

**（二）开具收据**

1. 顾客付款后，收款人员给顾客开具收据。

2. 按收据的项目逐一填写，填写内容有：客户名称、收款日期、商品名称及规格、单位、数量、单价、金额、人民币大写金额、收款员签字等。

3. 收款员将收据填写完整后，在顾客联上加盖收款专用章，交给顾客。

**（三）填写收据和小票的要求**

1. 开收据时填写患者姓名或付款单位名称（必须写全称，不能简写）。

2. 填写开票日期，必须是实际日期，不能提前，也不能滞后，要做到当天开具。

3. 填写商品名称（如中药汤剂）或收入（收费）项目，应该按照销售货物名称或劳务名称逐项如实填写，不得虚开或改变内容。

4. 填写规格、计量单位、数量、单价时，必须按实际或标准填写。

5. 大小写金额数字填写时，须将大小写金额填写齐全，大小写金额必须一致，不可缺一。书写小写金额，使用阿拉伯数字，书写大写金额使用汉字，最高金额的前一位空白格用“¥”字头填写封口。

6. 开具过程中，如有涂改的，必须作废重新开具。作废小票及收据必须与存根联装订在一起。

________药店销售凭证　　NO.

| 编号 | 品名 | 单位 | 数量 | 单价 | 金额 | 备注 |
|---|---|---|---|---|---|---|
| | | | | | | |
| | | | | | | |
| | | | | | | |
| | | | | | | |
| 合计 | | | | | | |

年　月　日　　　　　　　　　　经手人：

图 2-3-9　销售凭证

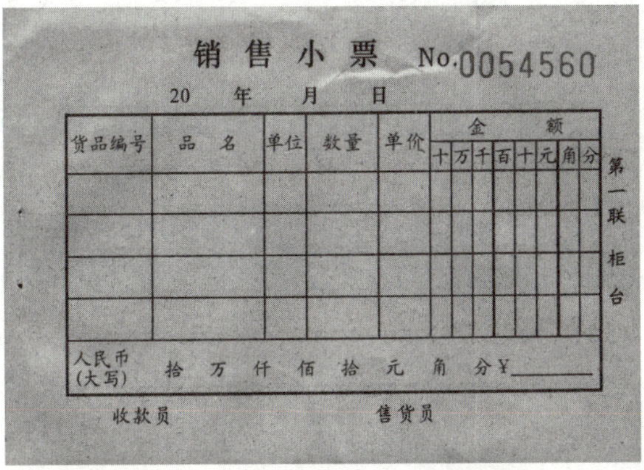
销 售 小 票　No.0054560

20　年　月　日

| 货品编号 | 品　名 | 单位 | 数量 | 单价 | 金额（十 万 千 百 十 元 角 分） |
|---|---|---|---|---|---|
| | | | | | |
| | | | | | |
| | | | | | |
| | | | | | |
| 人民币（大写） | 拾　万　仟　佰　拾　元　角　分 ¥ | | | | |

收款员　　　　售货员

第一联 柜台

图 2-3-10　销售小票

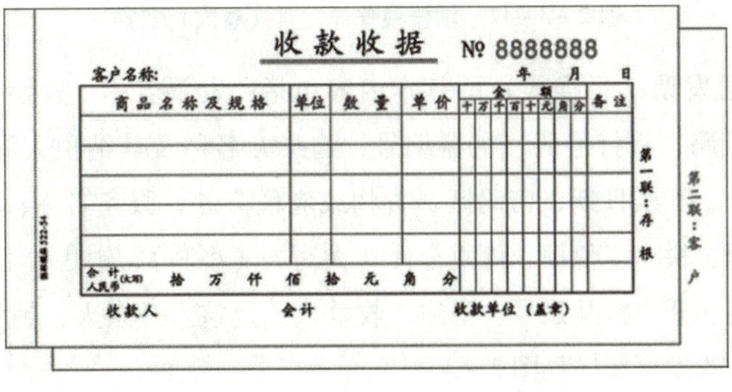
收款收据　№ 8888888

客户名称：　　　　年　月　日

| 商品名称及规格 | 单位 | 数量 | 单价 | 金额（十 万 千 百 十 元 角 分） | 备注 |
|---|---|---|---|---|---|
| | | | | | |
| | | | | | |
| | | | | | |
| | | | | | |
| | | | | | |
| 合计人民币（大写） 拾　万　仟　佰　拾　元　角　分 | | | | | |

收款人　　会计　　收款单位（盖章）

第一联：存根　第二联：客户

图 2-3-11　收款收据

## 二、开具增值税发票

现在手工填写发票已经被机打增值税发票所取代。机打增值税发票的使用，有利于国家对税收的管控。药品零售业一般使用增值税普通发票。

1. 增值税普通发票种类分为卷式发票和平推式发票。增值税普通发票的名称，按地区确定，例如："浙江增值税普通发票"。

2. 增值税普通发票（卷式）的基本内容包括：发票名称、发票监制章、发票联、税徽、发票代码、发票号码、机打号码、机器编号、销售方名称及纳税人识别号、开票日期、收款员、购买方名称及纳税人识别号、项目、单价、数量、金额、合计金额（小写）（大写）、校验码、二维码码区等。经税务机关批准印制的企业冠名发票，可以在印制发票时，将企业发票专用章（浅色）套印在税控发票右下方。卷式发票票样见图2-3-12。

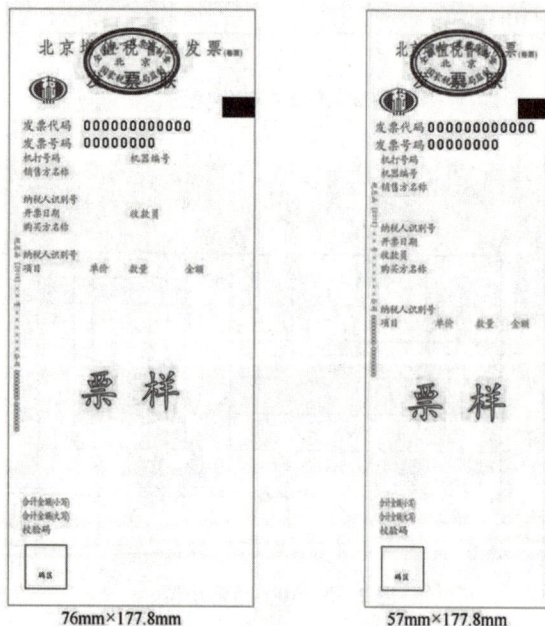

图 2 - 3 - 12　增值税普通发票（卷式）票样

3. 增值税普通发票（平推式）的基本内容包括：发票名称、发票监制章、发票联、发票代码、发票号码、机打号码、机器编号、购买方名称及其纳税人识别号、地址、电话、开户行及账号、开票日期、密码区、货物或应税劳务、服务名称、规格型号、单位、数量、单价、金额、税率、税额、价税合计（大写）（小写）、销售方名称及其纳税人识别号、地址、电话、开户行及账号、备注、收款人、复核、开票人、销售方（章）、印制单位等内容。平推式发票票样见图2-3-13。

4. 增值税发票的联次一般为两联，即第一联为"发票联"，第二联为"存根联"或

"记账联"。开具后"发票联"盖章后交顾客，收款单位保存"存根联"和发票明细数据，确保税务机关能够完整、准确、及时、可靠地进行核查。

5. 开具增值税普通发票时，先打开增值税发票税控开票软件，点击发票填写图标，打开增值税普通发票开具页面，按页面提供的空位逐项填入相应内容，给个人开发票在购买方处只填写购买者姓名即可，如购买方是单位，则需将购买单位名称、纳税人识别号、地址、电话、开户行及账号填全，然后用平推针式打印机打印发票（见图 2 - 3 - 14）。

6. 增值税普通发票开具后必须加盖开票单位的发票专用章或财务印章。

7. 使用支票付款的，要把支票号写在发票上。在销售中药饮片需打印明细时发票打印不下，可另打印出"销售货物或应税劳务清单"附在发票后交给顾客（见图 2 - 3 - 15、图 2 - 3 - 16）。

8. 各单位使用的税控开票系统会有差别，操作方法不尽相同，应按税务部门的要求进行发票开具。

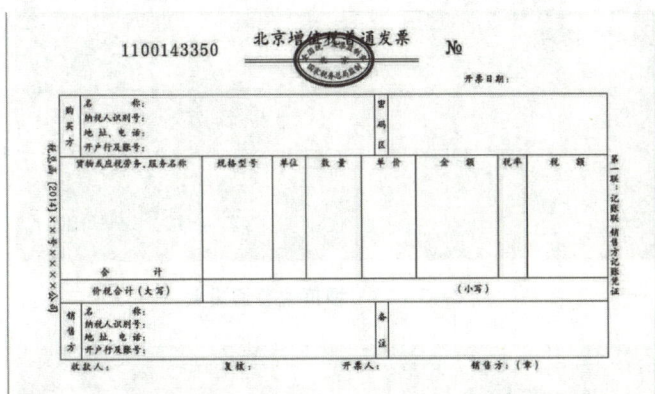

图 2 - 3 - 13 增值税普通发票（平推式）票样

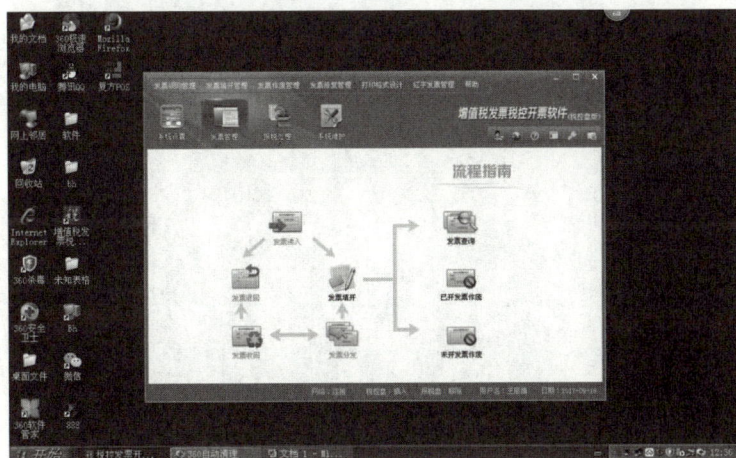

图 2 - 3 - 14 增值税发票税控开票软件示意图（A）

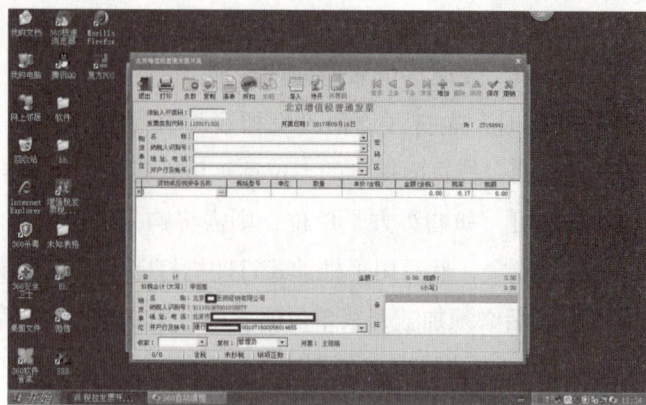

图 2 - 3 - 14  增值税发票税控开票软件示意图（B）

图 2 - 3 - 15  增值税普通发票

图 2 - 3 - 16  销售货物（或应税劳务）清单

## 复习思考题

### 一、单项选择题

1. 计价时在细料药的顶部注明该药单价，俗称（　　）

   A. 平价　　　　　　B. 药价　　　　　　C. 明码　　　　　　D. 顶码

   E. 药码

2. 计价时，应在处方何处，用笔圈钩，作为原方标志（　　）

   A. 处方四角　　　　　　　　　　　B. 处方药味左右两侧

   C. 处方药味四角　　　　　　　　　D. 处方药味上部

   E. 处方药味下部

3. 填写收据时正确的方式是（　　）

   A. 可不填写实际日期　　　　　　　B. 可以虚开金额

   C. 金额必须如实填写　　　　　　　D. 可不写大写金额

   E. 商品名称可任意填写

4. 支票的有效期为（　　）

   A. 3 天　　　　　　B. 5 天　　　　　　C. 7 天　　　　　　D. 10 天

   E. 12 天

### 二、多选题

1. 收现金的程序有哪几步（　　）

   A. 收钱　　　　　　B. 验钞　　　　　　C. 唱收　　　　　　D. 找零

   E. 唱付

2. 填写收据时下列哪些项是错误的（　　）

   A. 开票日期必须是实际日期　　　　B. 填写商品名称应如实填写

   C. 填写付款单位名称可以简写　　　D. 票面金额大小写任写其一即可

   E. 票面内容开错，可涂改后使用

3. 开增值税普通发票，付款单位应提供（　　）

   A. 付款单位名称　　　　　　　　　B. 纳税人识别号

   C. 地址、电话　　　　　　　　　　D. 开户行及账号

   E. 纳税人二维码

### 三、问答题

1. 处方计价的概念。

2. 计价的常规要求有哪些？

61

3. 收款方式有哪些种类?

## 四、计价练习题

**【处方1】** 药品单价为:元/克

| 0.14 | 0.16 | 0.10 | 0.19 | 0.23 |
|------|------|------|------|------|
| 生地黄 30g | 白鲜皮 10g | 苦参 10g | 紫草 10g | 防风 10g |

| 0.25 | 0.19 | 0.34 |
|------|------|------|
| 牡丹皮 10g | 土茯苓 15g | 蝉蜕 10g |

日 1 剂　水煎服　200mL 每日两次　7 剂

每剂单价:_____总价金额:_____。

**【处方2】** 药品单价为:元/10 克

| 0.68 | 0.28 | 1.20 | 0.90 | 0.76 |
|------|------|------|------|------|
| 菊花 9g | 桑叶 12g | 桔梗 15g | 板蓝根 10g | 连翘 30g |

| 3.66 | 0.36 | 0.45 | 0.42 | 0.33 |
|------|------|------|------|------|
| 金银花 12g | 淡竹叶 9g | 牛蒡子 9g | 薄荷 6g | 荆芥 20g |

日 1 剂　水煎服　200mL 每日两次　5 剂

每剂单价:_____总价金额:_____。

扫一扫,知答案

# 项目四　调　配

> **【学习目标】**
>
> 知识要求
>
> 1. 掌握中药饮片调配操作要点及注意事项;掌握中药饮片处方的脚注内容及处理方法。
>
> 2. 熟悉调配流程。
>
> 3. 了解调配中的礼仪。
>
> 技能要求
>
> 1. 会按照中药饮片调配操作要求正确调配中药饮片处方。
>
> 2. 能规范进行持戥、抓药、捣药等操作。

调配习称"配方""抓药",是将斗内的中药饮片按处方要求调配齐全并集于一处的操作过程。调配是中药饮片调剂工作中的主要环节,调配质量的好坏直接关系到患者用药的安全与疗效。因此，调配工作人员要有高度的职业道德和责任感，按照《处方管理办法》和《中药饮片调剂规程》的有关规定进行审方和调配。

知 识 链 接

**配方礼仪**

当患者持处方向调剂台走来时，调剂人员应着工作服，佩戴工作帽，正面微笑面对患者说："您好！"

调剂人员持处方后应立即审核处方，审核处方无误后，请交代患者："请您到休息区稍后，我会尽快为您配药。"

调剂人员调配完处方，复核后，由复核人员签字确认，第一时间交付患者调配好药物，并耐心告知服药注意事项。

# 任务一　调配前的准备工作

## 一、调配前审方

调剂人员经手的每一张处方都应认真审核，调配前的处方审核是保证患者安全、有效用药的重要操作过程。调配前审方主要包括以下几点：

1. 核对处方是否具有医师签名，如无医师签名应拒绝调配。

2. 核对处方是否已计价收费，如无计价无收费凭证，请告知患者应先缴费后配药。

3. 核对处方是否存在配伍禁忌，如有配伍禁忌，应交由患者，请医师重新签名方能调配。

4. 核对孕妇用药处方是否存在妊娠配伍禁忌，如有妊娠配伍禁忌，应交由患者，请医师重新签名方能调配。

5. 调配毒性药物处方，如出现超剂量使用时，应交由患者，请医师重新签字方能调配。

6. 处方日期如超过 3 日，应请处方医师重新签字后方可调配。

7. 核对处方中药材是否有使用别称、并开药名等情况。

8. 确认处方所需饮片是否齐全，常用药断档应立即做出说明。

9. 与顾客再次确认患者姓名及调配剂数，核对无误后方可开始调配。

## 二、调配用具准备及清洁

调剂人员在正式调配中药处方前，应做好相关各项准备工作。

### （一）清洁双手

调剂人员在调配工作前应将双手清洁干净，包括手心、手背、指甲缝等，不能留长指甲，不能涂指甲油。

### （二）整理清洁调剂台

整理清洁调剂台，不摆放与调剂无关的物品，将各种调配用具摆放整齐，清除残留的灰尘或黏附物，保证调配的饮片不受污染。

### （三）摆盛药盘或包装纸

在调配前，应根据处方中标示的剂数，取相应数目的盛药盘或包装纸（有时也用胶片），在调剂台上整齐排开，为盛放称好的药物做好准备。

### （四）摆方

将处方摆放在包装纸的左边，用鉴方压住，便于看方和核对。

### （五）清洁戥秤

称量前，应使用专用软布（或毛巾）或毛刷清洁戥秤。清洁用具应放在固定的洁净位置，随用随取随清洁。注意应用干燥软布进行清洁，忌用湿布清洁，防止器具损坏或饮片吸湿。

### （六）校戥

校戥是在调剂操作前，确保戥秤合格的操作过程。是在每天/每次调剂工作前必须完成的检验程序。在"一秤一砣"的前提下，将秤砣绳移至定盘星上，举至齐眉，秤杆平衡，说明戥秤合格。如秤杆不平衡，此戥秤则不得使用。只有校戥无误后，方可开始抓药。

# 任务二　处方调配

## 案例导入

**案例：**小明在一家中药店从事调剂工作，一天由于抓药的病人较多，小明为加快调配速度，在调配一方多剂时，他先称好一味药的总重量后，来到调剂台前非常熟练地轻抖戥盘把中药饮片凭感觉分成几份，然后查看哪份少了就随手从看起来多的那份抓一点，补在量少的那份上，将所有药物配齐后分别装入药袋中。

**讨论：**1. 小明这种分剂量的方法正确吗？

2. 调配一方多剂药物的正确分剂量方法是什么？

## 一、操作要点

**1. 按处方药味顺序依次抓配**　如无特殊要求，应按处方药味顺序依次抓配。横写处方，从左向右逐味、逐行抓配；竖写处方，从上往下，由右及左，依次抓配。为防止重配或漏配，一张处方一般不宜两人共同调配。如确需两人同抓一方，则一人从前往后，另一人从后往前，依次抓配。一张处方最多可由两人同时抓配。

**2. 看一味抓一味，唱念处方**　看处方一定要走到处方前，看清楚药名、剂量以及脚注等。传统上还要求唱念处方，即读出声。声音大小快慢要使柜台前的顾客能听见，一般尾音稍拉长，就是所谓的"唱"。这种传统做法是有一定道理的，一是集中注意，加深记忆，不会抓错；二是使顾客感到调剂员的认真、规范，对调剂员以及药店产生信任和好感；三是两人同抓一方时，互相听着对方唱方，可避免重复抓药。

注意：看方时，既不要一下看两三味药然后凭记忆操作，也不要远远地瞟一眼处方就抓，以免出差错事故。

**3. 左手定戥位，右手抓药**　先用左手将砣绳移至需要称量的戥星上，用拇指压住，然后找药斗，右手拉斗，抓药。戥盘靠近药斗，手心向上将药取出，至戥盘上方翻手放药。

**4. 提戥齐目，随手推斗**　抓药后，右手提纽使戥盘悬空，左手稍离开戥杆，提戥齐目。戥杆下滑，说明药物量少，应增加戥盘中药材；戥杆上扬，说明药物量多，应减少戥盘中药材；戥杆呈水平状态时，表明称量准确。称完一味药后要立即将药斗推回，既避免药味污染，又保持药斗整体美观，也不影响自己和别人操作。

**5. 按序摆放药物**　从戥称里向包装纸或盛药盘倒药时，要按药物在处方上所列的顺序排列。如处方第一个药名在左上角，那么该药也倒在盘内左上角。每味药倒得要集中一些，两味药尽量不要互相压盖，更不能混放一堆。

（1）对体质松泡而量大的药物如灯心草、夏枯草、淫羊藿之类调配后应放于其他药盘或包纸上。

（2）黏软、带色的药物如熟地黄、黄精、青黛、朱砂应放于其他药物之上，以免沾染药盘。

（3）鲜药类应另行处理或包装。

**6. 等量递减，逐剂复戥**　调配一方多剂药时，可一次称出多剂单味药的总量，再按剂数分开，称为"分剂量"。分剂量时要每倒一次，称量一次，即"等量递减，逐剂复戥"。不可凭主观臆测以手代戥，随意估量分剂或抓配。每一剂的重量误差应控制在 ±5% 以内。调剂员应练就"一抓准"的本领，以提高配方速度。

调配代煎药时，可不分剂量，只需称出每味药的总量，将其倒在包装纸或盛药盘内，复核后装入煎药袋内即可。如果煎药袋装不下全方总药量，可分成 2~3 份调配，如果 7 剂药可分成 3 剂和 4 剂调配两次。

**7. 脚注药物，及时处理**　处方中如有需要先煎、后下、包煎、烊化等特殊对待药物，要单包成小包，写上药名、用法，将小包放在大包里。不要把脚注药放到最后处理，以免遗忘。单包药物重量误差应控制在 ±5% 以内。

**8. 自查与签章** 调配完一方后，先将戥称放好，逐行逐味检查一遍，确认无误后在处方上签名，再交由复核药师进行复核。

## 二、操作注意事项

1. 调配处方时应参看处方，精神集中，认真仔细，不要凭记忆操作，以防拿错或称错药物。

2. 严格按医师处方要求进行调配，不准生制不分，以生代制。

3. 调配海金沙、蒲黄、松花粉、白茅根炭等细小粉末类药物时可用小勺盛取。只可用手由药斗内向戥秤盘抓药，不允许直接用戥盘向药斗内戳药。

4. 调配时若发现有伪劣药品、不合格药品、发霉变质药品等应及时更换，再行调配。

5. 调配毒性中药饮片，对处方未注明"生用"的，应给付炮制品。每次处方剂量不得超过 2 日极量。处方一次有效，取药后处方保存 2 年备查。

6. 处方中如有罂粟壳，必须凭有麻醉药处方权的执业医师签名的淡红色处方方可调配，罂粟壳不可单包，需打碎后混入群药。每张处方不得超过 3 日常用量（成人每日常用量为 3~6g），连续使用不得超过 7 日，处方保存 3 年备查。

7. 需要临时捣碎的药物，调配时需用冲钵临时捣碎后再分剂量，以利于煎出有效成分。在使用冲钵前，须先检查冲钵内是否洁净，有无残渣或粉末。凡捣碎毒性中药或有特殊气味的中药后，应及时将冲钵洗刷干净，以免串味串性，影响疗效或发生事故。

8. 调配过程中，不小心洒落在地上的药物，不得捡起放回药斗，更不允许捡起放入戥秤内。

9. 急诊处方应优先调配；细料药、毒性药须两人核对调配；一张处方调配完毕，才能调配另一张处方。

## 三、脚注处理

根据治疗需要和饮片的性质，医师在开汤剂处方时，会对某味药物的煎煮方法和用法提出简明要求，一般用小字写在药名右上角，称为脚注、旁注，其作用是提示调剂人员对该饮片采用相应的处理方法。脚注的内容一般包括炮制法、煎煮法、服法等。常见的脚注术语有先煎、后下、包煎、另煎、冲服、烊化、打碎、煎汤带水等。《中国药典》对需特殊处理的品种都有明确的规定。

脚注是中医处方的常用术语之一，调剂人员必须按医师处方脚注的要求进行调配。先将有特殊煎法、服法的药按要求处理后单包成小包，再在小包外面写上药名、脚注要求或盖上脚注章，并向顾客交代具体煎服方法，再放入大药包中；有鲜药时，应分剂量单独包成小包并注明药名、用法后再另包成大包，不与群药同包。有的处方虽未加脚注，但如需特殊处理的，仍应按相关规定操作。

**1. 宜先煎的药** 先煎也称"先下"，主要包括：

（1）质地坚硬，不易煎透的矿物类、化石类、贝壳类及动物的角、骨、甲类饮片，如生蛤壳、生龙齿、生紫石英、生寒水石、生磁石、生牡蛎、生赭石、赤石脂、钟乳石、禹余粮、自然铜、生龙骨、石燕、生石决明、生珍珠母、生瓦楞子、水牛角丝、鳖甲、龟甲、鹿角霜等。调配时多需捣碎。

（2）某些有毒饮片因其毒性成分不耐热，久煎可降低毒性。如制川乌、制草乌、附子、商陆等。

**2. 宜后下的药** 也称"后下"，主要包括：

（1）气味芳香的饮片，如沉香、薄荷、砂仁、豆蔻、紫苏叶等。

（2）久煎后有效成分易破坏的饮片，如钩藤、苦杏仁、徐长卿、生大黄（用于泻下）、番泻叶等。

**3. 宜包煎的药** 也称"包煎"，主要包括：

（1）含黏液汁较多的饮片：包煎以免煎煮时煳锅底。如车前子、葶苈子等。

（2）表面有绒毛的饮片：包煎以免脱落的绒毛混入煎液中刺激喉咙，引起咳嗽，如旋覆花、辛夷等。

（3）粉末状的饮片：包煎以免药末分散在汤液中，服用不便，如蛤粉、蒲黄、海金沙、六一散、滑石粉等。

**4. 宜烊化（溶化）的药** 如阿胶、鳖甲胶、鹿角胶、饴糖、蜂蜜等胶类、蜜膏类中药。

**5. 宜另煎的药** 如人参、红参、西洋参、羚羊角丝等贵重中药。

**6. 宜兑服的药** 如黄酒、竹沥水、鲜藕汁、姜汁、梨汁等液体中药。

**7. 宜冲服的药** 如羚羊角粉、三七粉、琥珀、鹿茸粉、紫河车、沉香粉等用量少、贵重的中药粉末；或如牛黄、麝香等难溶于水的中药。

**8. 宜捣碎、研碎的药** 药名下注明"捣""打"或"研粉"的药，应当用冲筒捣碎、用粉碎机粉碎或用研钵研粉。调剂时需捣碎的中药多为含油脂或挥发油成分较多的果实种子类，药物有"逢子必捣"之说，也有少量坚硬的根及根茎类、矿物类、动物贝壳类中药等，即"完物必破"。根据药物自身的性质，将需要捣碎的中药分为以下两类：

（1）可预先加工碾串（碎）备用的中药：瓦楞子、石决明、生石膏、石燕、龙骨、鹅管石、海浮石、花蕊石、芦荟、牡蛎、皂矾、青礞石、珍珠母、栀子、钟乳石、香附、海螵蛸、寒水石、硫黄、紫贝齿、紫石英、蛤壳、磁石、赭石等。

（2）调配处方需临时捣碎的中药：丁香、人参、儿茶、刀豆、大皂角、大枣（劈开或去核）、山慈菇、生川乌、川楝子、木鳖子、五味子、牛蒡子、炒牛蒡子、平贝母、白矾、白果、炒白果仁、白扁豆、炒白扁豆、瓜蒌子、半夏、母丁香、亚麻子、西洋参、麸煨肉豆蔻、肉桂、竹节参、延胡索（或切厚片）、华山参、自然铜、决明子、炒决明子、红豆蔻、红参、芥子、炒芥子、豆蔻、醋龟甲、诃子、青果、苦杏仁、郁李仁、使君子、荜茇、草豆蔻、草果仁、姜草果仁、盐胡芦巴、荔枝核、南五味子、醋南五味子、砂仁、牵牛子、炒牵牛子、炮山甲、醋山甲、珠子参、莱菔子、炒莱菔子、桃仁、益智仁、盐益智仁、浙贝母（或切厚片）、娑罗子、海马（或研粉）、海龙（或切段）、预知子、黄连、甜瓜子、鹿角霜、黑芝麻、蓖麻子、炒蔓荆子、榧子、酸枣仁、蕤仁、橘核、醋鳖甲等。

以上药物既不能调配时给整药，也不能提前捣碎放置时间过长，一般均应在调配时临时用冲筒捣碎后使用，一方面有利于药物有效成分的煎出，另一方面也可防止过早捣碎药物有效成分的散失或出现虫蛀、发霉、泛油等。调配这些药物时，即使处方没有要求，按常规也需要捣碎或研细粉。

## 复习思考题

### 一、单项选择题

1. 下列应先煎的饮片是(　　)
   A. 生甘草　　　　B. 煅石决明　　　　C. 苦杏仁　　　　D. 太子参
   E. 麻黄

2. 下列需要临时捣碎的是(　　)
   A. 枸杞子　　　　B. 杏仁　　　　C. 五倍子　　　　D. 连翘
   E. 大枣

3. 下列需要包煎的是(　　)
   A. 牛蒡子　　　　B. 车前子　　　　C. 白芥子　　　　D. 苦杏仁
   E. 防风

4. 下列应后下的是(　　)
   A. 紫苏叶　　　　B. 知母　　　　C. 补骨脂　　　　D. 车前草
   E. 黄连

5. 处方调配需要(　　)
   A. 按处方药味顺序依次调配中药饮片
   B. 按药味剂量大小调配中药饮片

C. 按药味熟悉程度依次调配中药饮片

D. 多人同时开始调配

E. 右手持戥，左手抓药

## 二、多项选择题

1. 调配用具需准备（　　）

　A. 戥称　　　　　　B. 冲筒　　　　　　C. 包装用纸　　　　D. 药盘

　E. 药袋

2. 以下说法正确的是（　　）

　A. 调配前需审核处方有无医师签名

　B. 中药调配时不允许直接用戥盘向药斗内戥药

　C. 每一次调剂前需要对所使用的戥称进行校戥

　D. 需特殊处理的中药要混于群药中，不需要单独包装

　E. 罂粟壳不可单包，需打碎后混入群药

3. 入汤剂宜包煎的药材有（　　）

　A. 蒲黄　　　　　　B. 滑石粉　　　　　C. 肉桂　　　　　　D. 车前子

　E. 旋覆花

4. 下列处方药物应另煎的有（　　）

　A. 人参　　　　　　B. 滑石粉　　　　　C. 西洋参　　　　　D. 羚羊角粉

　E. 旋覆花

## 三、简答题

1. 处方调配的操作要点有哪些？

2. 需特殊对待，脚注的饮片，在调配时应如何操作？

3. 分析下列处方，找出处方中的错误，写出其调剂备记。

处方1：黄芩6g，黄连9g，白蔹9g，附子3g，白芍10g，吴茱萸10g，延胡索9g，二术12g，人参9g，没药9g，阿胶10g，粉国老6g。

处方2：人参9g，大芸9g，白及9g，银杏20g，当归9g，棱术10g，红花12g，川乌5g，炙甘草6g，肉苁蓉9g。

扫一扫，知答案

# 项目五　复核与包装

【学习目标】

知识要求

1. 掌握中药饮片处方复核的主要内容、方法及注意事项；

2. 了解中药饮片包装的种类与捆扎的要求和方法。

技能要求

1. 能对调配好的中药饮片进行全面、准确的复核。

2. 根据每剂药物的剂量和质地选择大小适宜的包装用纸，并进行包装和捆扎。

## 任务一　复　核

### 案例导入

**案例：** 一位老婆婆去医院看病，老中医开了处方让老婆婆交费后去抓药。在调剂人员进行处方复核时她突然破口大骂起来，骂调剂人员抓错药要吃死人。药剂科主任急忙赶过来安抚老婆婆并问明情况。原因竟是老婆婆数了处方中有多少味中药，以为"焦三仙"是一味中药而调剂人员却给她抓了三味中药。

**讨论：** 复核包括哪些内容、需要注意什么？

复核又称校对，是指复核人员对调配的药品按处方逐项进行全面细致的核对。调配好的中药饮片必须经过复核后才可发出。

复核是确保用药安全的关键，已调配好的处方在配方者自查的基础上，需由责任心强、业务水平高、经验丰富的中药师再进行一次全面细致的核对，以确保调配处方的质量，避免用药差错的发生。

### 一、复核内容

复核内容主要包括以下几个部分：处方审核、药味复核、剂量复核、其他复核和代煎药调剂复核，复核完成后在相应的位置签名。

**1. 处方审核**　审查处方中有无"十八反"、"十九畏"、妊娠禁忌药物；毒性中药的用量是否符合规定；自费、公费药调配是否处理得当。

**2. 药味复核** 复核调配好的药物有无错味、漏味、多味和参杂异物；特殊煎煮药物是否另包并注明用法；毒性药、贵重药应用是否适当。

**3. 剂量复核** 包括单味药剂量、每剂总量和各药剂间的分剂量。但在实际操作中，中药饮片是混放的，每味药的量较难复核，但每剂药总量应复核，每剂药的剂量误差应小于±5%。

**4. 其他复核** 包括调配剂数与处方剂数是否相符；饮片是否有虫蛀、霉烂等变质现象；有无该制不制、生制不分，整药、种子类药该捣未捣，发现问题应及时更换，以免影响疗效；医师签字、调剂员签字是否齐全。

**5. 代煎药调剂复核** 需复核煎药凭证与处方上的姓名、送药日期、时间、地址、药付数是否相符。

**6. 复核签字** 复核合格后应在处方后记的复核位置签字或盖章。

## 二、复核方法

复核方法可分两种，即双人法和单人法。双人法是指在自我核对的基础上，交第二人复核的方法。此法能杜绝调配人员的个人感官臆测，从而避免差错的发生，是现在复核的主要方法。单人法是指调配人员自己复核，完成后发出中药饮片的方法。此种方法一般在调剂人员较少的偏远药店使用。为避免单人复核产生差错，可在分剂量至最后一剂时，将每味药拿出小部分，按顺序放在一张小纸上，在完成调配后，核对小纸上的药物，从而完成复核。

## 三、注意事项

1. 中药饮片调配完成后，必须交第二人复核，未经复核的药剂不得发出。

2. 复核时必须集中精力、高度负责，一张处方必须一次复核完毕，中途不能做与复核无关的事情，要求复核率达到100%。

3. 处方经全面复核无误后，必须由复核人员签字或加盖专用签章，才可包装药品。

# 任务二 包 装

📚 **案例导入**

**案例**：小王中药专业中专毕业后想在自己家乡的中医院上班，他去应聘时药剂科主任让他用包装纸包15g人参，小王勉强能够包好。

**讨论**：怎样用纸包装中药饮片？

中药饮片包装是指用纸或纸袋包装中药饮片的包扎操作过程。根据不同地域的药房工作强度及单日处方量多少等实际情况，中药饮片包装形式也多种多样。例如一些三甲医院门诊处方量较大，为了节约时间，采用纸袋包装的方法。而一些传统特色保持较好的中药房仍使用纸包装。中药饮片包装、捆扎的操作方法各地也不尽相同，但均以熟练快速、整齐美观、包扎牢固为目的。具体要求如下：

1. 根据每剂药物的剂量和质地选择大小适宜的包装用纸或纸袋。

2. 需单包的小包应规矩整齐。贵细药、粉末药、细小籽粒药需用两层纸张包装，以防遗漏。小包应放于群药之上，以提示用药者按规定煎煮和服用。

3. 若药包需捆扎，应松紧适宜，扎十字结，不变包型，捆包顶端留有便于提拎的提系绳；若用纸袋装药，必须封好袋口，以防撒漏。

4. 在包装上注明患者姓名、煎法、服法等内容。

## 一、特殊处理的小包包装（包小包）

**1. 长方形小包包法及图解**　长方形小包适合于特殊处理饮片中的粉末类、细小种子类药物，如滑石粉、车前子等，操作步骤如图 2 – 5 – 1A ～ 2 – 5 – 1H 所示。操作步骤如下：

（1）将正方形包装纸平放于调剂台上，使其四个角对准上下左右四个方位，把中药饮片放在包装纸的中间，见图 2 – 5 – 1A。

（2）将包装纸的下角向上角方向对折。饮片量较多时，对折线可低一些；饮片量较少时，对折线可高一些，见图 2 – 5 – 1B。

（3）再折一层，防止粉末类或细小籽粒类药物撒漏，见图 2 – 5 – 1C。

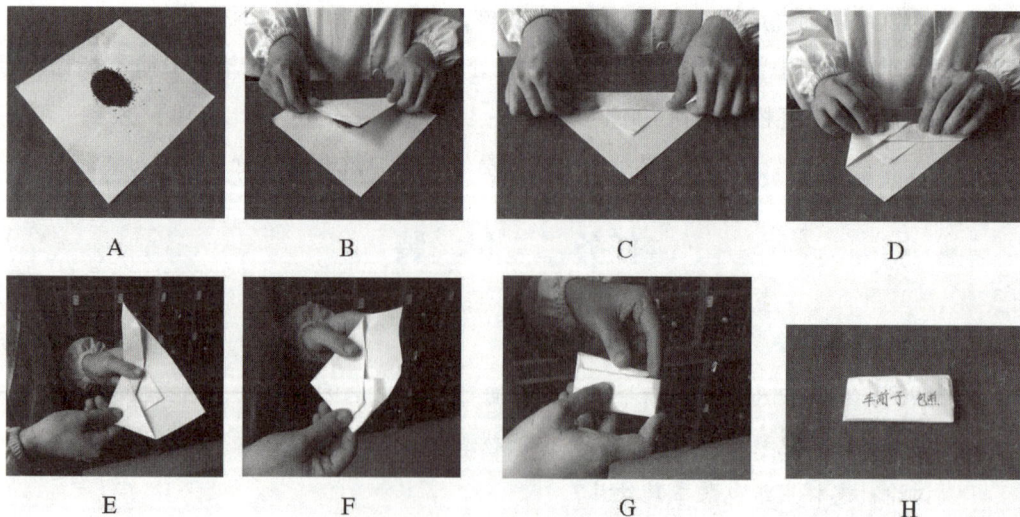

图 2 – 5 – 1　长方形小包包法图解

（4）将右角向左对折约1/3，右手捏住折角处，用左手指轻敲包装纸，使中药饮片向中心处集中，见图2－5－1D、图2－5－1E。

（5）将左角向右对折约1/3，见图2－5－1F。

（6）将上角向下对折，对折后剩余的上角塞入左右角对折形成的夹缝中，见图2－5－1G。

（7）在小包上注明饮片名称和处理的方法，见图2－5－1H。

**2. 梯形小包包法及图解**　梯形小包适合于一般特殊处理的中药饮片，如先煎、后下、另煎、烊化等，操作步骤如图2－5－2A～2－5－2I所示。操作步骤如下：

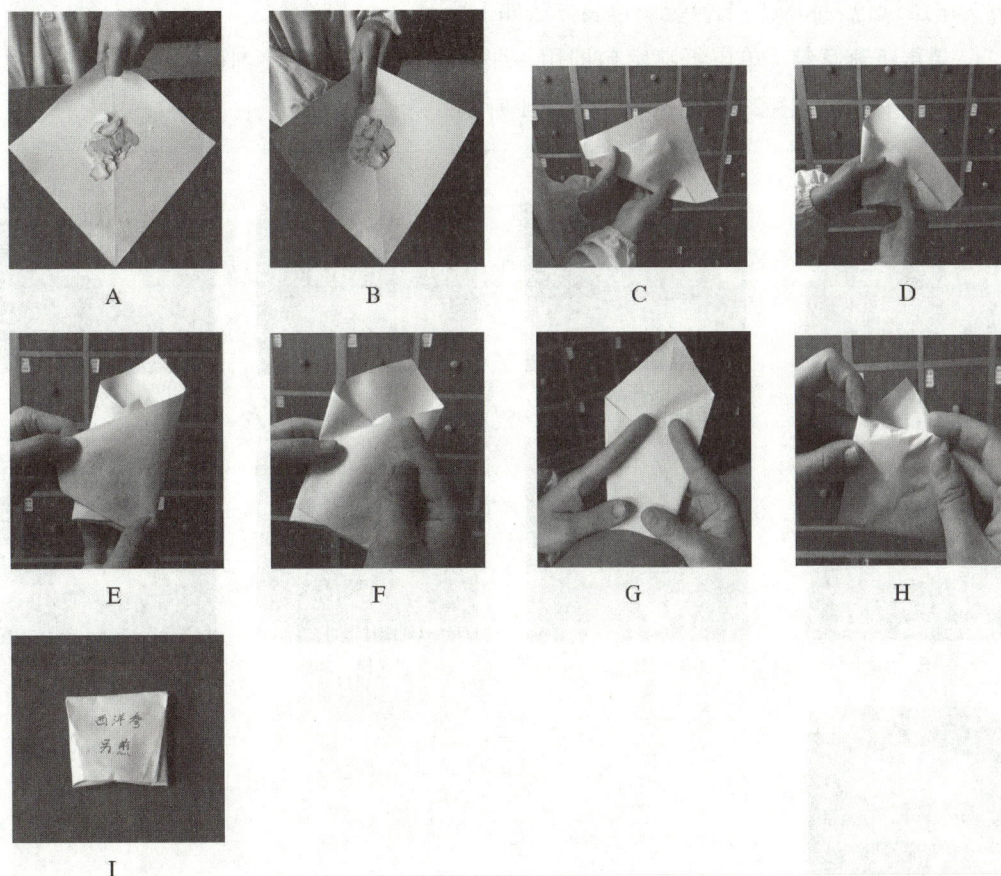

图2－5－2　梯形小包包法图解

（1）用左手中指将小包纸一角挑起，食指于纸上成跪姿、中指与拇指从两侧夹起，并托于右手手心上，见图2－5－2A、图2－5－2B。

（2）将小包装纸的下角向上折叠，下角与上角平行对齐，双手拇指掐住两侧，见图2－5－2C。

（3）将左角折向中间（大约折角呈100°），与之对称处的右角也折向中间，并将多余的纸角折回，见图 2 – 5 – 2D、图 2 – 5 – 2E、图 2 – 5 – 2F。

（4）将左右两侧的纸边折压平整，并出两条线。见图 2 – 5 – 2G。

（5）将小包的上角向内折，多余的纸角掖入小包口，并双掖口（需要包煎的品种，还需放入一个布袋）。见图 2 – 5 – 2H。

（6）在包装外面写明饮片的处理方法，见图 2 – 5 – 2I。

## 二、中药饮片的整方包装（包大包）

中药饮片的整方包装，即中药饮片调配并复核后，混合包装于包装纸中。此种包装方法分为单层纸包装和双层纸包装。包装方法如下所示。

**1. 单层纸燕窝包** 单层纸燕窝包即用一张大包装纸，将一整剂药包成燕窝形状的包装方法，操作步骤如图 2 – 5 – 3A ~ 2 – 5 – 3I 所示。

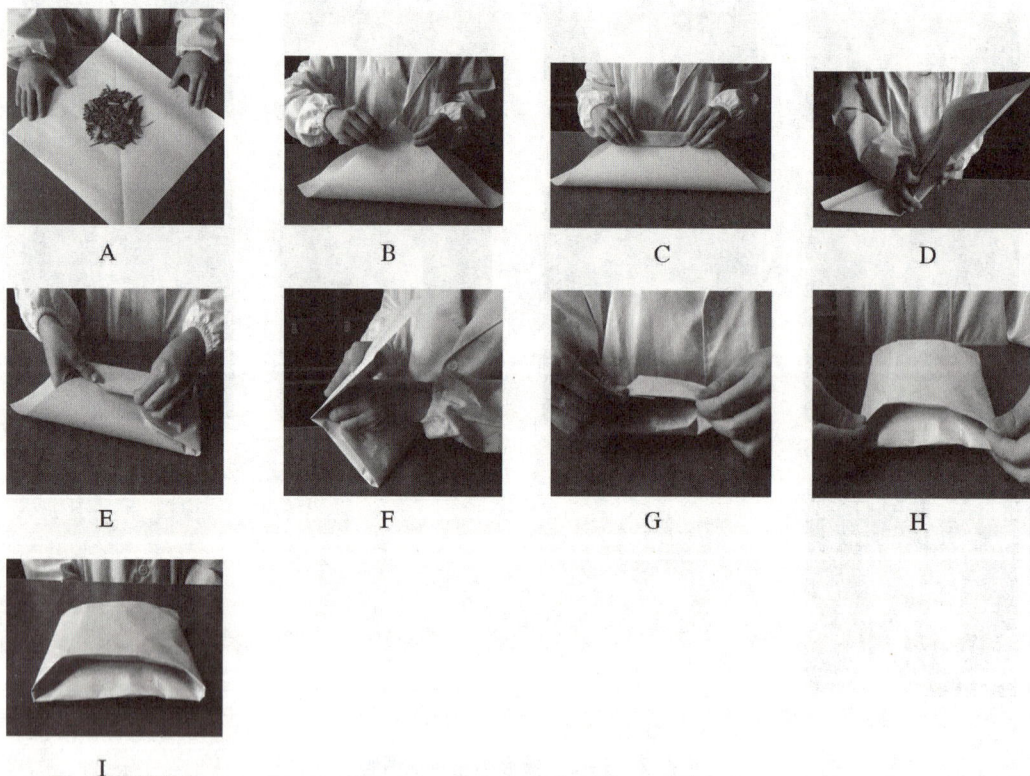

图 2 – 5 – 3 单层纸燕窝包包法图解

（1）将调配的中药饮片放置于包装纸的中央，使其四个角对准上下左右四个方位，见图 2 – 5 – 3A。

（2）双手提起包装纸的前后两角，对齐后将纸角向下折叠 2 次，并压平整，见图 2 – 5 – 3B、图 2 – 5 – 3C。

（3）右手掐住中间折纸处，并压住包装右角，顺势将包装抬起，将包装左角折至中央并下压，右手松开，见图2-5-3D、图2-5-3E。

（4）左手掐住包装中间处，抬起包装右侧，将右角折至中间，见图2-5-3F。

（5）将包装放平，中间处向内掖口折叠两次，整理包装四个角，使其平整，见图2-5-3G、图2-5-3H、图2-5-3I。

**2. 单层纸梯形包** 单层纸梯形包是用一张大包装纸，将一整剂药包成梯形的包装方法，操作步骤如图2-5-4A～2-5-4N所示。

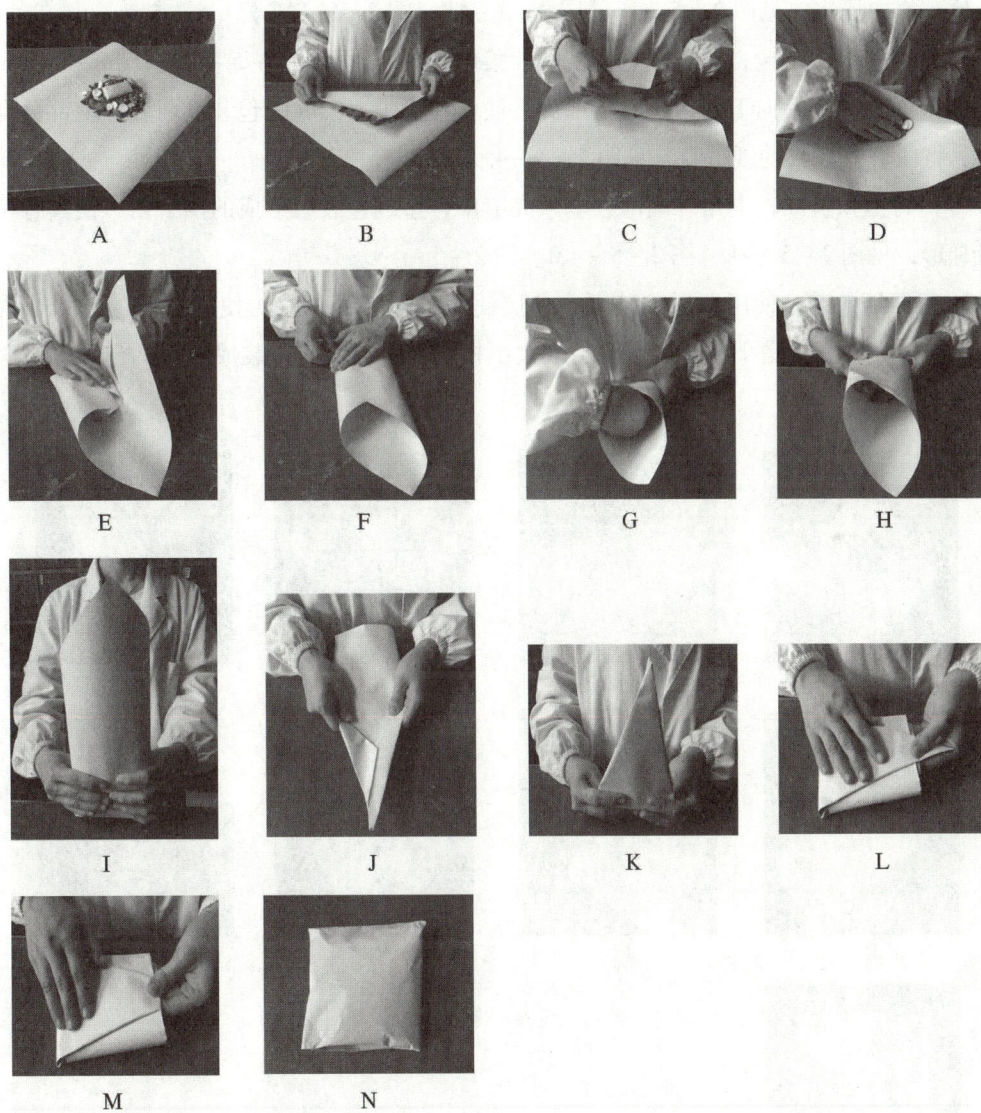

A　　B　　C　　D

E　　F　　G　　H

I　　J　　K　　L

M　　N

**图2-5-4 单层纸梯形包包法图解**

（1）将正方形包装纸平放在调剂台上，使其四个角对准上下左右四个方位，把中药饮片放在纸的中间，有特殊处理的小包时，将其放入群药之上。若所包中药饮片多质地松泡，需用手稍微按紧凑些，以减少所占体积，习称"压包"，见图2-5-4A。

（2）将纸的下角向上角对折。若饮片量较多时，对折线可低一些；饮片量较少时，对折线可高一些，见图2-5-4B。

（3）将右角向左上方对折，形成一钝角；一手捏住对折后重叠的部分，另一手整理饮片，使其集中，以防撒药，见图2-5-4C、图2-5-4D。

（4）右手捏住右角的对折部分，左手将左角向右上方对折，形成一钝角，在此整理饮片，使其集中压实，见图2-5-4E、图2-5-4F、图2-5-4G。

（5）两手握住药包，将其竖立，使饮片集中于底部，见图2-5-4H、图2-5-4I。

（6）两手大拇指向下向内压对折部分，使饮片集中，同时将包装纸两侧外散部分自然内收，将两边往里收的纸捋直，见图2-5-4J、图2-5-4K。

（7）将上角折回，上角外漏部分塞入夹缝中，整理包装后形成的四个角，使其有棱有角成梯形，见图2-5-4L、图2-5-4M、图2-5-4N。

**3. 双层纸包装** 使用两层包装纸，外层使用大包装纸，内层使用较软的衬纸，内层衬纸一般比大包装纸稍小些，也可两层纸大小相同，将一剂药包装成方形的包装方法。操作步骤如图2-5-5A～2-5-5I所示。

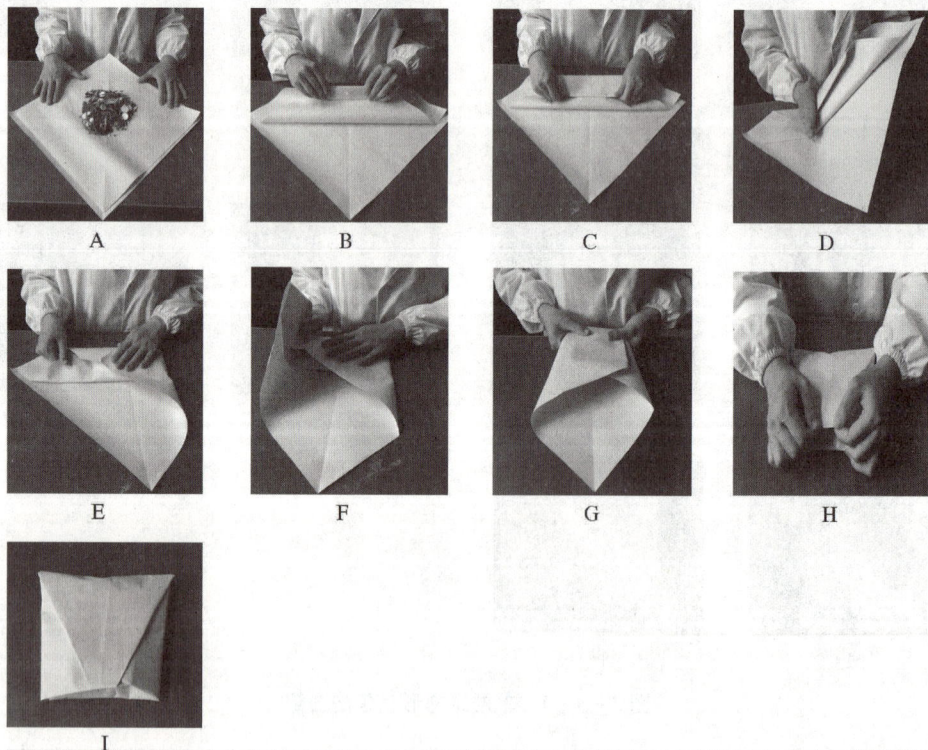

图2-5-5 双层纸包装包法图解

（1）将调配后的中药饮片放置于包装纸的中央。双手提起下角的两层包装纸与上角的内层纸对齐，在纸角的1/4处，沿直线折叠下压，见图2-5-5A、图2-5-5B、图2-5-5C。

（2）右手掐住中央折纸处，并压住包装右角，顺势将包装抬起，将包装左角折至中央并下压，见图2-5-5D、图2-5-5E。

（3）左手掐住包装中间处，抬起包装右侧，将右角折至中间，见图2-5-5F、图2-5-5G。

（4）将包装纸放平，将上角的外层纸向下折叠，将多余的纸角向内折叠，并双披口进行折叠，整理包装，使其平整，见图2-5-5H、图2-5-5I。

此外，现在大多数医院或药房都选择大小适宜的纸袋盛放中药饮片（图2-5-6A、图2-5-6B、2-5-6C），不仅使包装变得美观、简单，更减轻了调剂人员的工作量。

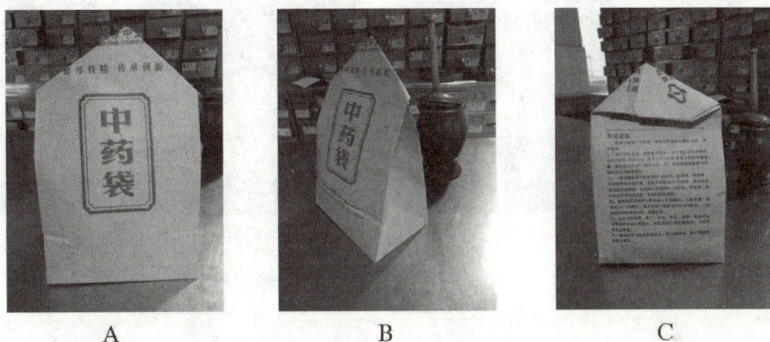

图2-5-6　中药袋

### 三、捆扎

中药饮片经攒包包装后，为了方便患者携带，还需对其进行必要的捆扎。捆扎要求做到牢固、便携。药包捆扎步骤如图2-5-7A～2-5-7H所示。

**1. 摆放药包**　通常第一个药包的折扣面朝下，因为此面有多层包药纸，比较厚实不易磨破，其他药包交叉摆放，最后一包折扣面朝上，见图2-5-7A。

**2. 处方摆放**　将处方置于最上方，并将处方前记部分外露，以便发药时核对信息，见图2-5-7B。

**3. 捆扎步骤**

（1）左手握绳，将其压于药包中心位置，右手向下拉绳。注意捆扎绳头预留长度要适宜，见图2-5-7C。

（2）右手将绳由药包底部向上绕至顶部，左手依然压绳一端于药包中心，右手旋转药包使绳成十字交叉，左手再次拉紧绳一端，右手向下拉绳，将绳由底部绕至顶部，见图

2-5-7D、图2-5-7E。

（3）将药包旋转，使绳的两端交叉后拧在一起，将绳的两端分别从左右两侧绕出，见图2-5-7F。

（4）打结，捆扎绳头要留四个手指的长度，打活结，方便患者拎药包，见图2-5-7G、图2-5-7H。

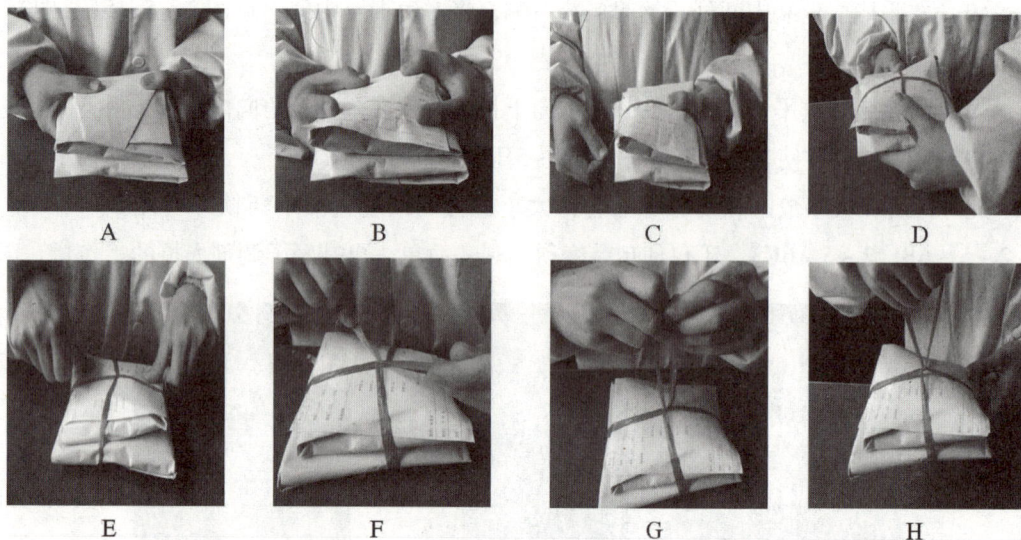

图2-5-7 药包捆扎图解

## 复习思考题

### 一、单项选择题

1. 中药调剂每剂误差应控制在（　　　）内。

    A. ±2%　　　　　B. ±3%　　　　　C. ±4%　　　　　D. ±5%

    E. 7%

2. 下列哪种包法最适合包9g车前子（　　　）。

    A. 长方形小包　　B. 梯形小包　　　C. 燕窝包　　　　D. 梯形大包

    E. 大药袋装

3. 在包药时，下列哪种饮片不需要特殊处理（　　　）。

    A. 生石膏　　　　B. 甘草　　　　　C. 人参　　　　　D. 阿胶

    E. 车前子

**二、简答题**

1. 复核操作包括哪些内容?

扫一扫,知答案

# 项目六　发　药

【学习目标】

知识要求

1. 掌握汤剂的煎煮方法和服用方法;服药时的饮食禁忌。

2. 熟悉发药时的注意事项。

技能要求

1. 会发药的整个操作流程。

2. 能向患者说明解释药物的使用方法和饮食禁忌等内容,并能准确回答患者提出的相关用药问题。

发药作为中药调剂工作的最后一个环节,为了防止出现差错,必须严把这一关。对已送达发药窗口的药品,发药人员应再次审查处方、核对药品,确认无误后发给患者(或取药者);同时,发药人员还需熟练掌握汤剂制备及服用的相关知识,能够根据不同患者的药剂做好发药交代。

## 任务一　发药常规

### 📖 案例导入

**案例:**李某在省中医院的中药房已经工作三年。此时春季气候异常,住院及门诊患者数激增,故李某的中药调剂工作的工作量也增大。一天在给患者发药时,他张冠李戴发错了药,幸好被及时发现,没有酿成事故。

**讨论:**发药时应该核对哪些信息?

发药工作虽简单,但稍有疏忽便会出现药剂错发、漏发等事故,造成损害患者健康、延误病情等不可估量的后果,因此发药人员应具有高度的责任心和全面扎实的专业知识,同时工作中要思想集中,耐心细致,主动热情。除此之外,在发药过程中,发药人员应做到以下几点注意事项:

**1. 审查核对**　当药品送达发药窗口,发药人员需先审查处方,查看药物配伍禁忌、重复给药等现象，确认无误后再核对药品，核对检查剂数、附带药品是否齐全；内服、外用药是否用专用包装；外用药是否标明用法；包扎是否牢固，包装纸（袋）有无破损或污染。

**2. 叫号核对** 呼叫处方上的患者姓名；核对取药凭证上的号码；问清患者姓名、药剂剂数；查看交款凭证等。在询问核对患者就诊科室时应注意保护患者的隐私，切忌大声说出其病情诊断等个人信息。

**3. 发药及交代** 叫号核对无误后，将药品交给患者（或取药者），并与其一起再次核对剂数、附带药等是否齐全。

发药同时并向患者（或取药者）交代煎法、服法、服药时饮食禁忌以及处方中需特殊处理的药物或需另加的"药引"。特别是当有贵细药材或毒麻药品时，更应向其耐心细致地解释说明。发药人员应尽量解答患者（或取药者）的疑问，对于极复杂的问题可建议其到药物咨询窗口咨询。

**4. 结束用语** 发药人员在发完药后应附带礼貌用语，如"您的药齐了"。在耐心解答患者（或取药者）的疑问后，切忌使用如"再见"等容易使患者心里不舒服的语言。

**5. 签字** 发药人员在处方上签字或加盖专用签章。处方留存备查。

**6. 临时存放药品** 将暂时无人领取的药品与相应处方，临时存放于专用药架上，以活动挡板隔开，以免弄混。

**7. 因中药饮片的特殊性，发药后不可退药** 一般情况下，已经调剂混合后的中药饮片不能退药，需向患者（或取药者）解释清楚。如患者（或取药者）强烈要求退药，则可根据调剂程度酌情处理。

**8. 发现差错应立即纠正，并向领导汇报，不得隐瞒。**

知 识 链 接

### 处方保管

处方由调剂处方药品的医疗机构或经营单位妥善保管。药师应当对麻醉药品和第一类精神药品处方，按年月日逐日编制顺序号。普通处方、急诊处方、儿科处方保存期限为 1 年；医疗用毒性药品、第二类精神药品处方保存期限为 2 年；麻醉药品和第一类精神药品处方保存期限为 3 年。处方保存期满后，经医疗机构主要负责人批准、登记备案，方可销毁。

# 任务二 发药交代

📖 **案例导入**

**案例：** 王奶奶在中药房领取到自己的中药后，向发药的小李询问自己喝中药时有没有什么忌口，这可难住了刚刚实习的小李。但是小李反应快，立即向身旁的有经验的张大姐求助，张大姐看了王奶奶的处方，然后热情地向王奶奶讲了服药期间的忌口。

**讨论：** 服药时有哪些忌口？

作为医嘱的执行者，药师在发药时的交代至关重要，以此保证患者用药的安全、有效。

## 一、交代汤剂的煎煮方法

患者回家自行煎药，煎药器具可选用砂锅、不锈钢锅、白色的搪瓷器皿或耐高温的玻璃容器，禁用以铁、铜、铝、锡等易腐蚀材料或有毒塑料制成的器皿。

每剂中药煎煮前均需浸泡 30 分钟，分两次煎煮，头煎加水至超过药物表面 3～5cm，武火煮沸，改文火，20～30 分钟后用纱布过滤；二煎加水至超过药物表面 1～2cm，武火煮沸，改文火继续煎煮 10～20 分钟，过滤，合并两次药液，即得中药饮片的汤剂。

发药人员需提醒患者（或取药者）注意小包装的单包药品，应按照处方上的用量，拆开与大包药一起浸泡煎煮；还需提醒其注意有需特殊处理的单包药品的名称、煎法、服法和用法等内容，如先煎、后下、包煎、烊化、另煎、冲服等（详见项目七）。

## 二、交代汤剂的服用方法

### （一）交代"药引"的选取和使用

药引又称引药、药引子，是引药归经的俗称，指能引导其他药物的药力到达病变部位或某一经脉，起"向导"作用的药物，还具有增强疗效、解毒、护胃、矮味等作用。医生根据病情而定是否需要药引。药引在治疗上虽只是个"配角"，但作为中药的"向导"，作用不可低估，使用得当，有时能达到"药半功倍"的效果。有的药引可在药店配齐，有的则需患者自己准备。发药人员应向患者（或取药者）交代清楚药引的选取和使用方法。

介绍以下几种常见药引：

**1. 食盐** 咸，寒，入肾、胃、大肠经。有强筋骨、软坚散结、清热凉血、解毒防腐之效。中医认为咸走肾，故肾脏病证，如虚弱乏力、阳痿遗精、腰痛及发稀者，一般取食盐 1~2g，加开水溶化，即可为引。

**2. 葱白** 辛，温，入肺、胃经。有散寒通阳、解毒散结之效。如治疗感受风寒、小便闭塞不通时，常用葱白 5~7 根为引。

**3. 生姜** 辛，温，入肺、脾经。有发汗解表、温中止呕、温肺止咳之效。如治疗风寒感冒、里寒呕吐时，常用生姜 3~5 片为引，以增强疗效。

**4. 灯心草** 甘、淡，微寒，入心、小肠经。能清心除烦，利尿通淋。治疗心火炽盛、小便短赤时，宜用灯心草一小把为引。

**5. 粳米** 甘，平，入胃经。有益气健胃之效。如治疗火热病证，需用大剂量苦寒药物时，以防苦寒败胃，常取粳米一小撮为引，以顾护胃气。

**6. 大枣** 甘，温，入脾、胃经。有益气补中、养血安神、调和药性作用，治疗脾胃虚弱、中气不足的中成药，宜取大枣 3~8 枚，水煎汤送服；使用峻烈药物时，常取大枣 10~15 枚缓和药性，以防止中毒。

**7. 米汤** 具有保护胃气的作用，减少苦寒药对胃肠的刺激，常用于送服补气、健脾、止渴、利尿及滋补性中成药。

**8. 红糖** 甘，温，有散寒、活血、补中的作用。妇科血寒血虚诸证，如产后恶露不行、少腹冷痛、口干呕哕，虚弱血痢等病证，常取红糖 20~30g 为引。

**9. 蜂蜜** 甘，平，入肺、脾、大肠经。能滋养、润燥、解毒。如治疗肺虚燥热、肠燥便秘病证时，常用蜂蜜 1~2 汤匙为引。

**10. 黄酒或白酒** 辛，温，有温通经络、发散风寒的功效。用于风寒湿痹、腰腿肩臂疼痛、血寒经闭及产后诸疾和跌打损伤时，如活络丸、独活寄生丸等都可以用酒送服。黄酒常用量为 25~30mL，白酒酌减。另外，阿胶、龟甲胶、紫河车等药物有腥臭味，用黄酒作药引子，有矫味作用。

**11. 芦根** 具有清热、透疹、生津、止呕的作用。用于外感风热及痘疹初起时，常用鲜芦根 5~15g 为引。

**12. 食醋** 酸，平，有散瘀止痛、收敛固涩之效。治疗妇女带下、血热崩漏、蛔虫腹痛病证时，常取食醋 1 汤匙为引。

知 识 链 接

### 药引的作用

中医处方用药是按"君、臣、佐、使"的原则来配伍的，药引就是"使药"，药引的作用很多，主要有：

1. 引经　药引可引导药物对人体的某一部位或脏腑、经脉充分发挥治疗作用。如治疗肾阴亏的六味地黄丸，常以淡盐水送服，因为咸味可以引导药物入肾。

2. 增强疗效　引经药作药引，可提高主药的疗效。如补气利水的黄芪，加健脾利水的茯苓为引，可提高利水功效。

3. 解毒　有些药物有小毒，加入药引可降低或消除其毒性。如乌头、附子加饴糖为引，均可降低毒性；生南星、生半夏加生姜为引。

4. 缓和药性　有些药物作用猛烈，加药引可缓和药性，并保护正气。如葶苈大枣泻肺汤中，以大枣为引，缓和葶苈的烈性，达到泻肺而不伤肺的目的。

5. 保护脾胃　有些药物可刺激胃肠道，使消化吸收功能下降或出现胃肠道反应，加药引可保护脾胃。如清热解暑的白虎汤苦寒败胃，常加粳米为引，以护胃扶正。

6. 矫味　有些中药味苦或有异味不堪入口，可加药引矫味。诸多中医处方中常以甘草为药引，因为甘草能调和诸药，并起矫味作用。

### （二）交代汤剂的内服用法

**1. 服药温度**　传统的中医理论对口服汤剂的温度是非常讲究的，光服法就有十多种，具体到药液温度就有三种：温服、热服、冷服。为了使药物发挥更好的疗效，则需根据病情、药性的特点来选择汤剂的服药温度。

（1）温服　温而不凉时服用。凡平和补益药均宜温服，特别是有胃肠道刺激性的药物，如温服瓜蒌仁、乳香等可减轻对胃肠道的刺激，能和胃益脾。

（2）热服　趁热服用。寒证、急证用药宜热服；真热假寒证宜寒药热服；解表药须热服，并在服后加喝热稀饭、热水或温覆取汗，以助药力。

（3）冷服　冷却后服用。热证宜寒药冷服；真寒假热证宜热药冷服；解毒药、止吐药、清热药均宜冷服；热服易致呕吐的中药宜冷服，如香薷。

**2. 服药方法**　中药汤剂的服药次数是否正确，对疗效有一定影响，疾病的性质不同，服药次数也不同。根据疾病的不同性质，服药方法分为分服法、顿服法、频服法、连服法四种。

（1）分服法　是将1剂汤药每日分几次服完。适用于病情轻缓或慢性病症。一般每日分两次服，早、晚各服1次，或每日3次，分早、中、晚各服1次；特殊的药物可以加服，如清热解毒药可每日服3~4次，解表药可每日服2~3次。

（2）顿服法　是将1剂药液一次性服完，使药物在不伤正气的情况下，集中药力，发挥其最大效应。适用于急症、重症，或病变部位在下部的疾病。

（3）频服法　是将 1 剂药液少量多次服完，以减轻胃的负担。适用于婴幼儿、呕吐患者、胃气虚弱的患者。

（4）连服法　是在较短的时间内连续服用数剂汤药，甚至 1 日可服 2～3 剂，每隔 4 小时左右服药 1 次，昼夜不停，以保持药力。适用于高热、中风、瘀证等病症。

此外，使用峻烈药与毒性药时，宜从小量开始，逐渐加量，见效后就要立即停药，千万不要过量，以免发生中毒和损伤人体正气。

**3. 服药时间**　根据病情和药物性能来确定服药时间，以能发挥药物较好的预防、治疗作用，减少不良反应为原则。

（1）饭前服　一般在饭前 30～60 分钟服药。病位在下，应在饭前服药，以使药性容易下达，如肝肾虚损或腰以下的疾病；治疗肠道疾病，也宜在饭前服药，因为在胃空状态下，药液能直接与消化道黏膜接触，较快地通过胃入肠，从而较多地被吸收而发挥作用，不致受胃内食物稀释而影响药效。

（2）饭后服　一般在饭后 15～30 分钟服药。病位在上，应在饭后服药。如治疗心肺胸膈、胃脘以上的病症；对胃肠有刺激作用的药，在饭后服用可减少对胃肠黏膜的损害；毒性较大的药，也宜在饭后服用，避免因吸收太快而发生副作用。

（3）定时服　有些病定时而发，掌握发病规律可在发病前适当服用，如截疟药应在发作前 1～2 小时服，使之达到截疟目的。

（4）空腹服　具有滋补作用的汤药，宜早晨空腹服用，以利于充分吸收；用于驱虫或治疗四肢血脉病的药物也宜空腹服，这样可使药物迅速入肠，并保持较高浓度而迅速发挥药效；具有泻下作用的汤药也宜如此，以增强药效。

（5）睡前服　一般在睡前 15～30 分钟服用。补心脾、镇静安眠的药物。

（6）隔夜服　主要是指驱虫药，睡前服 1 次，第二天早晨空腹再服用 1 次，以便将虫杀死排出体外。

值得注意的是，急性重病应不拘时间尽快服或频服（每隔 1～2 小时服一次），慢性病则要按时服药。特殊方剂应遵医嘱。

**4. 服药剂量**

（1）成人服用量　一般每次 200～300mL，每日 2 次。

（2）儿童服用量　一般每次 50～150mL，每日 2 次。婴儿酌减。

注意：小儿服药，应以少量多次为原则，浓缩汤液，忌急速灌服，以防呛咳；病情危重者服药应遵医嘱。

知 识 链 接

### 老人婴幼儿用药剂量折算表

中药汤剂的常用剂量是指 18～60 岁的成人用药量，而在这个年龄范围以外的老人及儿童的用药剂量均有减少。

| 年龄 | 相当于成人剂量 | 年龄 | 相当于成人剂量 |
|---|---|---|---|
| 0～1 月 | 1/18～1/14 | 6～9 岁 | 2/5～1/2 |
| 1～6 月 | 1/14～1/7 | 9～14 岁 | 1/2～2/3 |
| 6 月～1 岁 | 1/7～1/5 | 14～18 岁 | 2/3～1 |
| 1～2 岁 | 1/5～1/4 | 18～60 岁 | 1～3/4 |
| 2～4 岁 | 1/4～1/3 | 60 岁以上 | 3/4 |
| 4～6 岁 | 1/3～2/5 | | |

**5. 服药期间的饮食禁忌** 为了使药物达到良好的治疗效果，患者在服药期间不能同时进服某些食物，称为"服药禁忌"，即俗称"忌口"。一般来说，服药时应忌口不易消化、能够增加患者消化系统负担的食物，如豆类、肉类、生冷食物。

具体来说，服清热药时忌酒、鱼、肉及辛辣等助生热的食物；服解表透疹药时忌生冷、酸味食物；服温中祛寒药时忌生冷助寒的食物；服健脾消食药时忌油腻、不易消化的食物；服镇静安神药时忌辛辣、酒、浓茶等刺激和助兴奋性的食物；服解毒、收敛药时忌"发物"，如姜、椒、酒、鲤鱼等食物；服用滋补药时忌饮茶。

### （三）交代汤剂的外用方法

汤剂外用，是将药物与皮肤接触，从而达到"外治内效"的目的。具有温通经络、活血止痛、止痒及康复健身等作用的汤剂可以外用。某些汤剂的外用疗效还优于其内服。汤剂外用的常见方法有三种。

**1. 熏蒸法** 利用药物加水煎汤产生的"蒸汽"通过患处肌肤渗入筋骨，从而发挥祛风、散寒、除湿的作用，如桂枝、川乌、苍术等煎汤熏蒸患处。

**2. 洗浸法** 洗浸即传统的"药浴"，用药物煎液或浸提液泡洗机体全身或局部，使药液直达病处，迅速发挥清热解毒、生肌止痒的作用，以治疗疮疡溃疡、风湿疼痛或日常保健。如用地肤子、苦参、野菊花等药物浸洗皮肤上的疥疮湿癣，即可达到除湿止痒、杀虫解毒的目的。

**3. 含漱法** 使药液不经胃肠吸收，而含于口腔一定时间，直接作用于患病部位，然后漱出，便可发挥清热解毒的作用，以治疗热毒引起的口腔、咽喉疾病。如硼砂、黄连、芒硝制成的含漱剂。

## 复习思考题

### 一、单项选择题

1. 下列汤剂应空腹服用的是（    ）
   　A. 祛湿药　　　　　B. 驱虫药　　　　　C. 滋补药　　　　　D. 攻下药
   　E. 健胃药

2. 下列汤剂应在睡前服用的是（    ）
   　A. 发散解表类药　　　　　　　　B. 镇静安神类药
   　C. 滋补类药　　　　　　　　　　D. 治疗疟疾的药物
   　E. 对胃肠有刺激的药物

3. 治疗疟疾的药物宜（    ）服用。
   　A. 饭后　　　　　　B. 空腹　　　　　　C. 饭前　　　　　　D. 睡前
   　E. 发作前 1~2 小时

4. 如果发错了药，应该（    ）
   　A. 没关系，反正不是自己认识的患者　　B. 等待患者找回来
   　C. 其他同事都不知道就当没发生过　　　D. 做好登记及时上报
   　E. 修改发药记录

### 二、多项选择题

1. 发药人员发药之前应先（    ）
   　A. 审查处方
   　B. 查看药物配伍禁忌
   　C. 核对检查剂数、附带药品是否齐全
   　D. 内服、外用药是否用专用包装
   　E. 包扎是否牢固，包装纸（袋）有无破损或污染

2. 汤剂在服用时，对温度的要求为（    ）
   　A. 冷藏服用效果更好　　　　　　B. 寒证宜热服
   　C. 热证宜冷服　　　　　　　　　D. 急证宜热服
   　E. 一般汤剂温服

3. 对于自行煎药的患者，发药人员要告知其煎药的器具应使用（    ）
   　A. 砂锅　　　　　　B. 铜锅　　　　　　C. 铝锅　　　　　　D. 不锈钢锅

E. 铁锅

4. 发药时要告知患者在服用中药期间，日常饮食一般避免（　　）的食物。

A. 辛辣　　　　　　B. 油腻　　　　　　C. 冷　　　　　　D. 生

E. 酸甜

### 三、简答题

1. 发药交代主要包括哪些注意事项？

2. 简述汤剂的外用方法有哪些？

扫一扫，知答案

# 项目七　煎　药

【学习目标】

知识要求

1. 掌握汤剂的制备方法。

2. 熟悉汤剂制备的操作常规和质量要求。

3. 了解煎药室的基本设施及工作制度。

技能要求

1. 会规范使用砂锅和煎药机制备中药汤剂。

2. 能正确介绍汤剂的煎煮方法，尤其是需特殊处理的中药饮片的煎煮方法。

将中药饮片用水浸泡后，煎煮一定时间去渣取汁后即得中药汤剂（又名汤液）。而正确掌握煎药技术可直接关系到中药的临床疗效。

## 任务一　煎药室的基本设施

### 案例导入

**案例**：学生小张身体不舒服，就医后按照处方，在医院的中药房领取了自己的中药，但是学校宿舍没有条件煎药，又离家很远，正为此发愁时，负责发药的李某告诉他医院中药房可以代他煎药。

**讨论**：1. 哪些地方可以代客煎药？

　　　　2. 煎药工具有哪些？

煎药室是药品经营单位和医疗机构代客煎药的场所，应当配备完善的煎药设备及设施。

## 一、煎药室的基本设施

煎药室的基本设施就是煎药器具，常用的是砂锅和煎药机。

### （一）砂锅

砂锅具有传热均匀、保温性能好、化学性质稳定及价廉等优点，但煎药量小，一般多用于家庭煎药（图2-7-1）。

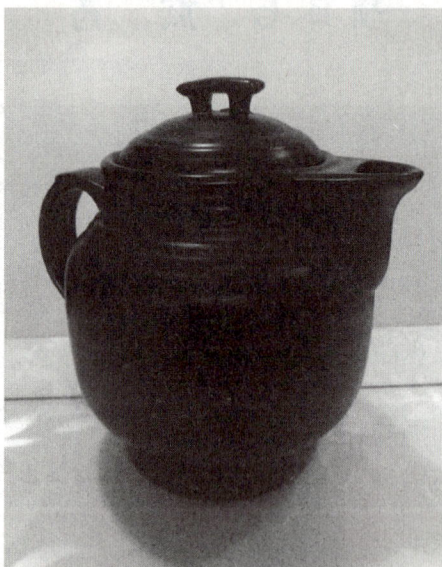

图2-7-1　砂锅

### （二）煎药、包药一体化设备

由于药品经营单位和医疗机构的煎药量大，故煎药多用自动煎药机（图2-7-2）和包装机（图2-7-3）。煎药机主要由煎药煲、过滤网、加热盘、集成电路板等几部分组成。包装机主要由包装薄膜、左右芯轴杆、控制面板等部分组成。二者联机使用，可自动完成浸泡、煎药、滤过、包装，可以提高工作效率，减轻工作量，保证中药疗效，更符合卫生学要求，不易霉变。

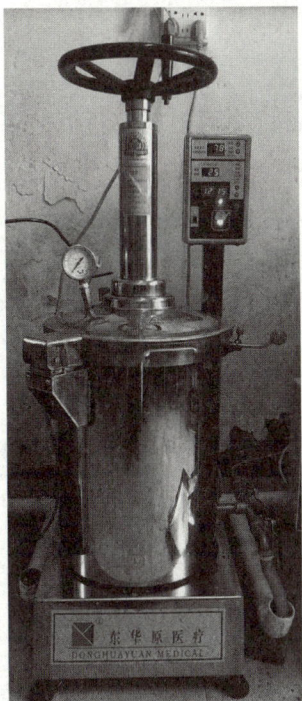

图 2 - 7 - 2 自动煎药机

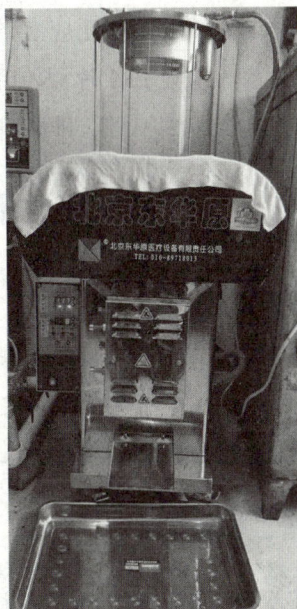

图 2 - 7 - 3 包装机

知 识 链 接

### 中药煎药机的优点

影响汤剂疗效的物质基础主要是汤剂中煎出的有效成分，因此要尽最大限度地煎出有效成分。

中药煎药机与传统煎药方法相比，主要的优点是：

首先，由于压力的存在，使中药材中有效成分更易煎出，动物药的蛋白更易水解。而一些质地坚硬的矿物、贝壳类的药物在常温、常压下不易煎出有效成分，通过加压、高温使有效成分的煎出率提高，解决了"先煎"的问题。

其次，由于密闭煎煮，使芳香类药物得以充分保留，解决了"后下"的问题。

第三，煎煮过程中的压力和温度充分杀死了细菌和芽孢，煎煮和包装过程为全封闭过程，保证了药液的无菌卫生。

第四，数剂合煎，保证了每剂药中的浓度、成分分布均匀，不会出现前后药液味道不同、成分有差异的问题。

第五，密闭的环境，使药物和空气隔绝，能防止中药的一些成分在空气中被氧化失效，借此提高了有效成分的含量。

## 二、其他煎药设施

除了煎药器具之外，煎药室还应有的其他设备：冷藏柜、贮药柜、储物柜、药瓶架、贮药容器、消毒设备、水池、饮片浸泡用具、天平、煎药炉灶、计时器、送药车、运渣车、瓶刷、搅拌用具、瓶签牌号、排风扇、量杯（筒）、过滤器等。

# 任务二　煎药室工作制度、操作常规和质量要求

### 案例导入

**案例：** 李某让县城一中药店代煎 7 剂中药。当李某来到药店取药时，看到每袋中药汤液浑浊，底部有沉淀，李某以药液质量不好拒绝取药及付钱。

**讨论：** 汤剂制备有哪些质量要求？

## 一、煎药室工作制度

1. 煎药人员必须身体健康，无传染病、精神病、皮肤病，非乙肝病毒携带者；每年至少进行一次体检并建立健康档案。

2. 煎药人员应具备一定的中药专业知识，熟悉汤剂制备操作技能和操作常规，经培训后在药师指导下上岗工作。

3. 煎药人员应做好个人卫生，穿洁净的工作服，戴工作帽；应做好防火、防毒、防盗，下班前关好门、窗、水、电，以保证安全；应随时将所用器具刷洗干净，保持清洁；经常保持煎药室内环境卫生整洁。

4. 煎药人员应严格遵循煎药操作规程，认真执行核对、记录及交接手续，以免事故发生。

5. 依病情需要，煎药室须立即调整煎药次序，优先煎煮急煎的中药，保证急煎中药从接药到服药时间不得超过 2 小时。

6. 其他人员非公事不得进入煎药室，不得进行与汤剂制备无关的活动。

7. 煎药卡或标识从领药时起，必须紧随药袋、浸泡容器、煎煮容器和盛药容器转移，每个工序都应有操作人员签名。

8. 做好煎煮登记和差错事故登记，以防发生差错事故。

## 二、煎药操作常规

1. 煎药人员收到待煎药时应核对处方药味、剂数、数量及质量，查看是否有需特殊处理的饮片，如发现疑问及时与医师或调剂人员联系，确认无误后方可加水煎煮。

2. 群药按一般煎药法煎煮，需特殊煎煮的饮片则按照要求或医嘱操作。在煎煮过程中应坚守岗位，要经常搅动，并随时观察煎液量，充分煎煮饮片，避免出现煎干或煎煳现象。若发现煎干或煎煳现象，应另取饮片重新煎煮。

3. 滤药时应压榨药渣，使药液尽量滤净。以备必要时的查对，故药渣应保存 24 小时。

4. 内服药、外用药煎煮器及装药瓶要严格分开使用。煎好的内服药与外用药必须标记清楚或有醒目标识。

### 三、煎药的质量要求

1. 依处方调配的药物必须符合药品标准的规定和要求。

2. 煎药人员应认真负责地完成煎药操作，控制好煎煮火候和时间，避免煎煮药物被烧焦糊化，以保证汤剂质量。

3. 煎药人员应严格按照中药汤剂制备的操作常规和方法进行操作。为了较大量地溶出药效成分，药物应被充分煮透，煎煮后的残渣不得有硬心。

4. 药物残渣挤出的残液量一般不得超过残渣的 20%，方为过滤充分。

5. 所得汤剂应具有原方剂中药物的特征气味，不得有焦煳或其他不正常的霉腐异味。

6. 所得汤剂应具有相应的色泽；质地应澄明，不得有异物，少量沉淀物振摇后能均匀分散。

# 任务三 煎 药

### 📖 案例导入

**案例：**王某由于便秘，在中医院就医，按照处方抓取了中药，由于疏忽忘记了发药员的交代，回家煎煮中药时，顺手将大黄同其他药材一并倒入砂锅浸泡，然后煎煮。按照这样的煎煮方法，三剂药喝完，便秘症状没有减轻甚至更为严重。

**讨论：**1. 王某煎药时大黄的处理是否正确？

2. 特殊中药的煎煮方法有哪些？

#### 一、砂锅煎药

##### （一）一般中药的煎煮方法

##### 1. 煎药用水及加水量

（1）煎药用水 古代煎药所用水的种类非常多，如普通水、雨水、潦水、浆水、泉水、甘澜水、东流水、露水、腊雪等。现在煎药应使用符合国家卫生标准的饮用水，如自来水、矿泉水、纯净水等。此外，泉水、河水、井水，只要无异味、洁净澄清，含矿物质及杂质少亦可使用。

总之，煎药用水应以洁净、少含矿物质或其他杂质为原则，切忌使用反复煮过的水。

（2）加水量　明代李时珍说："剂多水少，则药味不出，剂少水多，又煎耗药力。"由上述可知，加水量直接关系到疾病治疗效果。加水过少，药物有效成分不易溶出；添水太多，则煎煮时间势必延长，并且可能破坏一些药液成分。

中药饮片质地不同，吸水量会有显著差异，应根据实际用药及时调整加水量。对于同等质量的药材，质地坚硬的药物如矿物、贝壳类，吸水量少，应酌量少加水；质地松泡的药物如全草、花、叶类等，吸水量多，应酌量多加水。

常用加水方法有两种：①将中药饮片置于煎锅内，第 1 次煎煮以加水至水面高出饮片 3～5cm 为度，第 2 次煎煮加水可超过药渣表面 1～2cm。这种方法操作简单，使用率高。②以每克中药饮片加水 10mL 计算，取总水量的 70% 用于第 1 次煎煮，余下的 30% 用于第 2 次煎煮。

**2. 煎煮前的饮片浸泡**　煎煮前浸泡饮片的目的是使饮片湿润变软，细胞膨胀，使有效成分先溶解在药材细胞中，再渗透扩散到细胞外部的水中，有利于较短时间煎出更多的有效成分。若饮片不经浸泡，直接加热煎煮，则药材表面的淀粉、蛋白质则易遇热糊化或变性，堵塞药材表面的毛细管道，水分进不去，有效成分不易被煎出，影响药物疗效。

饮片浸泡时间，一是要根据饮片性质而定，如花、茎、全草等质地轻松的药物，可浸泡 20～30 分钟；根、根茎、种子、果实等质地坚硬的药物，可浸泡 60 分钟；凡是矿物、动物、介壳类药材，浸泡时间需更长一些。二是还应根据季节而定，如春夏炎热季节，浸泡时间不宜过长，以免药物酶解或霉败；而秋冬寒冷季节，浸泡时间可适当延长。

浸泡程度的判断，一般花、叶类饮片应软化至不能折断，断面无干心；根、茎、果实类饮片断面有水分渗入的潮湿痕迹；中药饮片表面均应见水迹。

**3. 煎煮次数**　中药饮片煎煮次数太少，则有效成分提取不完全，损失；但煎煮次数太多，则会导致时间和燃料的过多消耗，煎出液中杂质含量的增多。经实验证明，饮片煎煮 2 次便能煎出药材总成分的 80%～90%，故每剂中药煎煮 2 次或 3 次为最佳，称为"头煎""二煎"。

**4. 煎煮火候**　煎煮火候即煎药火力的大小，主要包括"文火"和"武火"。文火即小火，又称"弱火""慢火"，温度较低，水分蒸发缓慢；武火即大火，又称"紧火""强火"，温度较高，水分蒸发较快。煎药火候应遵循"先武后文"的原则，即先用武火使水迅速沸腾，再改用文火，保持微沸状态，减少水分蒸发，以免药液溢出或煎干，甚至药物焦煳，从而利于有效成分的溶出。此外，方剂类型不同，煎药的火候也有区别（表 2－7－1）。

表 2 - 7 - 1　不同方剂类型的煎煮火候

| 方剂类型 | 煎煮火候 | 说明 |
| --- | --- | --- |
| 一般药 | 先武后文 | 使有效成分充分煎出 |
| 解表药 | 武火速煎 | 气足势猛，药力迅猛 |
| 滋补调理药 | 武火煎沸，文火慢煎 | 药汁浓厚，药力持久 |

**5. 煎煮时间**　煎药的加水量、火候、药物吸水能力及治疗作用等因素可影响煎药时间的长短。计时，均从煎沸时算起。

煎煮时间还应考虑药物的质地，如花叶及芳香类药物时间宜短；根茎、果实、种子类药物时间宜长；矿石、介壳、动物类等及质地坚实的药物时间宜更长。（表 2 - 7 - 2）

表 2 - 7 - 2　不同方剂类型的煎煮时间

| 方剂类型 | 头煎煎煮时间（分钟） | 二煎煎煮时间（分钟） |
| --- | --- | --- |
| 一般药 | 20 ~ 30 | 15 ~ 20 |
| 解表药、清热药、芳香类药物 | 15 ~ 20 | 10 ~ 15 |
| 滋补调理药 | 40 ~ 60 | 20 ~ 25 |

**6. 过滤药液**　每剂中药煎煮好后，应及时趁热过滤，以免因温度降低而影响过滤及有效成分的含量。过滤可使用中药过滤网或者干净的纱布。过滤要榨渣取汁，使药液尽量滤净。

**7. 煎液量**　将两次过滤所得药液合并即最后的煎液量。应根据成人、儿童分别确定煎液量。一般内服汤剂成人每剂 400 ~ 600mL；儿童每剂 100 ~ 300mL，婴幼儿 70mL，或遵医嘱。外用汤剂的药液可控制在 500mL。

### （二）特殊中药的煎煮方法

为了提高汤剂煎煮质量，确保疗效，在煎煮时方剂中的某些中药需要进行特殊处理。

**1. 先煎**

（1）矿物类、介壳类、动物的角、骨、甲类药物及质地坚硬、有效成分不易煎出的药物，应事先捣碎，加水单独先煎 15 ~ 30 分钟后，再加入其他药物一同煎煮。

（2）某些有毒药物需先煎 1 ~ 2 小时，以达到降低或消除其毒性，如乌头、附子等。

（3）某些药物只有先煎、久煎才有效，如天竺黄、藏青果、火麻仁。

**2. 后下**　一些气味芳香、含挥发性成分多的药物及所含有效成分对热不稳定的药物宜后下，可以减少挥发油的损耗，防止有效成分被分解破坏。后下药一般在其他药物煎好前 5~10 分钟放入同煎即可。

**3. 包煎** 包煎药须装入包煎袋中，再与其他药物同煎。包煎袋的材质应符合药用要求（对人体无害）并有滤过功能，常用白色纱布。注意包煎袋应尽量松些，以防药物膨胀而空间不足导致无法更多吸收水分而煎熬不透。

**4. 另煎** 将需另煎的药物单独煎煮 1~2 小时，取汁后，将其残渣与其他群药合煎，然后将单独煎煮的药液与群药药液混匀分服，从而可充分煎出其有效成分并减少其有效成分被其他药渣吸附引起损失，如人参、西洋参等。而质地坚硬的贵重药材，则应另煎 2~3 小时，如水牛角、羚羊角等。

**5. 烊化** 将该类药物置于已煎好的群药煎液中，微火加热，并不断搅拌，熔化后服用；也可将其加少量水加热煮化或者隔水炖化后，再兑入群药煎液同服。如一些胶类、蜜膏类或黏性易溶的药物。

**6. 煎汤代水** 将该类药物先用水煎煮 15~25 分钟后，过滤去渣，取其煎液作为溶媒再煎煮其他药物。如丝瓜络、灶心土、金钱草、糯稻根等体积庞大吸水量较大的药物。

**7. 冲服** 用温开水或群药煎液将贵重中药的细粉及易溶于水的无机盐类、矿物质类或树脂类药物冲化服用。

**8. 兑服** 将液体类药物，直接兑入群药煎液中，混匀同服，如胆汁、竹沥、蜂蜜、梨汁、鲜生地汁等。

注意：先煎药、后下药、包煎药、另煎或另炖药、煎汤代水药在煎煮前，均应当先行浸泡，浸泡时间一般不少于 30 分钟。

## 二、煎药机煎药

### （一）煎药机煎药操作程序

**1. 检查** 应检查工作场所、设备、器具、工具等是否符合要求；水、电供给是否正常；密封圈是否在槽内；煎药机运行是否正常。

**2. 装袋** 将调配并复核后的中药饮片装入煎药袋，扎紧袋口。

（1）药袋装药量最多不超过药袋容积的 2/3。

（2）需要先煎、另煎、包煎、后下的药物要分袋装，不能与群药同装。

**3. 浸药**

（1）浸药容器可以选择煎药机中的煎药锅或专用的浸药桶，均应清洁。

（2）将装好的煎药袋放入浸药容器内，加水至超过药面 2~3cm 为宜，先煎、后下的煎药袋独立浸泡 30 分钟。

**4. 煎药**

（1）将浸泡好的中药饮片和浸泡液倒入煎药机的煎药锅中，加水适量。加水量（仅供参考）＝所需的药液量×（1＋20%），即加水量＝（每袋药容量×每日服药次数×剂数）×1.2。

（2）盖紧锅盖，接通电源，旋紧手柄，关闭放气安全阀，按模式转换钮，进入时间设定状态，设定煎药时间。按模式转换钮，显示温度。

（3）按运行钮，武火指示灯亮，药液沸腾时显示100℃，武火指示灯灭，文火指示灯亮，设定时间开始计时。到设定时间后，自动切断电源，运行指示灯灭，煎药结束。

（4）煎药结束先打开排气安全阀，再打开排药液阀门，使药液通过排液软管注入包装机药罐内。

**5. 包装**

（1）包装前20～30分钟打开"热合"键，首先设定上温为160℃，下温为170℃，设定后，绿灯自动按照设定要求闪动跳示，设定指标平衡后，开始包装。

（2）设定包装包数和包装量。转动出液阀门手柄使其完全打开，接着启动包装机的运行开关，开始包装。

**6. 清场**

（1）煎药机加清水冲洗干净；打开排废液阀排净废液，关闭排废液阀门、排药液阀门，关闭电源。

（2）用干净软布擦净锅盖和密封圈，以防残留药液粘连；用软布清洗滤桶底部和内壁。

（3）定期用清水冲洗排液软管内壁。

**7. 填写记录** 煎药结束应认真填写反映煎药各个环节的操作记录单，内容真实，数据完整。

表2－7－3　煎药记录表

| 日期 | 姓名 | 科别 | 加水量（mL） | 浸泡时间 | 煎煮时间 | 煎液量（mL） | 特殊煎煮 | 剂数 | | 煎药人 | 取药人 | 备注 |
|------|------|------|------------|---------|---------|------------|---------|------|------|--------|--------|------|
| | | | | | | | | 剂 | 袋 | | | |
| | | | | | | | | | | | | |
| | | | | | | | | | | | | |
| | | | | | | | | | | | | |

**（二）煎药机使用注意**

1. 煎药机排气管不要太长，不能接触地面后伸入水中，以免造成水污染。

2. 中药自动煎药机禁止干烧。

3. 煎药袋只要包装好不漏就行，不要把中药包得太紧，以利于煎煮均匀，并可防止煎药袋开裂。

4. 清洗机器不得使用钢丝球，用软布清洗时，一定要先将布洗干净，防止杂物落入锅内堵塞设备管路。

5. 机器使用后必须用清水清洗干净。

6. 电源开关不要快速频繁启停，防止死机，关机后至少等 30 秒钟以后再开机。以防电脑控制系统受干扰，造成电路板损坏。

7. 使用中应注意中药煎药机运行状态，发现异常，应及时检修。

8. 为保证人身安全，必须做好接地保护。

9. 清洗过程中，电器控制部分不能用水清洗。

10. 在煎药过程中严禁打开排废液阀门，防止人员烫伤。

11. 每锅药煎好后，要清洁锅盖与密封圈的接触面，防止残留药液粘连密封圈。

12. 打开锅盖前，必须打开排气安全阀，排掉锅内压力。

13. 每次煎药关锅盖前，应仔细检查密封圈，保证密封圈能正确安装在槽内。

14. 如煎药过程中，包装药的无纺布袋破损，一定要把药渣清洗干净后再用，防止残渣打到包装机后造成包装机的堵塞。

15. 煎药机拧紧把手时，要对角均匀加压，以防锅盖变形。

16. 煎药机在工作中未达到设定时间时，下次再煎药时应关闭电源开关，使计数器清零。否则机器累计自动计时，到达时间后自动停机。

---

### 复习思考题

#### 一、单项选择题

1. 一般药物的头煎煎煮时间为(　　　)

    A. 20 ~ 25 分钟　　　　　　　　　　B. 40 ~ 60 分钟

    C. 20 ~ 30 分钟　　　　　　　　　　D. 15 ~ 20 分钟

    E. 10 ~ 15 分钟

2. 下列药物需要先煎的是(　　　)

    A. 葶苈子　　　　B. 菟丝子　　　　C. 阿胶　　　　D. 川乌

    E. 芒硝

3. 煎药人员必须身体健康，无传染病、皮肤病，多久必须进行一次健康检查并建立健康档案(　　　)

    A. 每 3 年　　　　B. 每 3 个月　　　　C. 每两年　　　　D. 每半年

E. 每年

4. 煎药的火候是（　　）

   A. 武火煮沸　　　　　　　　　　　B. 中火保持沸腾

   C. 微火长时煮　　　　　　　　　　D. 先武火后文火

   E. 先文火后武火

5. 依病情需要，煎药室须立即调整煎药次序，优先煎煮急煎的中药，保证急煎中药从接药到服药时间不得超过（　　）

   A. 1 小时　　　　B. 1.5 小时　　　　C. 3 小时　　　　D. 2 小时

   E. 30 分钟

## 二、多项选择题

1. 包装机主要由哪几部分组成（　　）

   A. 煎药煲　　　　B. 过滤网　　　　C. 集成电路板　　　　D. 控制面板

   E. 包装薄膜

2. 关于中药汤剂制备的质量要求，下面说法正确的是（　　）

   A. 煎煮后应充分过滤，药物残渣挤出的残液量一般不超过残渣的 20%

   B. 控制好煎煮火候和时间，煎煮的药物不得烧焦糊化

   C. 煎煮后的残渣不得有硬心，应充分煮透，使药效成分溶出而发挥疗效

   D. 每种汤剂制备后应具有相应的色泽

   E. 煎煮液应澄明，少量沉淀物经振摇后能均匀分散，药液中不得有异物

3. 中药煎药机与传统煎药方法相比，主要的优点是（　　）

   A. 数剂合煎，保证了每剂药中的浓度、成分分布均匀

   B. 由于密闭煎煮，使芳香类药物得以充分保留，解决了"后下"的问题

   C. 密闭的环境使药物和空气隔绝，防止有效成分氧化失效

   D. 在煎煮过程中，压力和温度能够充分杀死细菌和芽孢，保证了药液的无菌卫生

   E. 由于压力的存在，使药物中有效成分更易煎出

4. 下列可作为煎药用水的有（　　）

   A. 纯净水　　　　B. 井水　　　　C. 自来水　　　　D. 泉水

   E. 河水

5. 关于煎煮前的饮片浸泡正确的说法是（　　）

   A. 浸泡有利于有效成分的溶出，从而提高中药的临床作用

   B. 花、茎、全草类药材浸泡 2~3 分钟，根、种子、果实类药材浸泡 6 分钟

   C. 浸泡时间应根据中药饮片的性质而定

   D. 浸泡目的是使饮片有效成分先溶解在药材细胞中

E. 可避免加热煎煮时，药材中蛋白质凝固，使有效成分不易被煎出

6. 煎药机主要由哪几部分组成(　　)

　　A. 集成电路板　　　B. 煎药煲　　　　　C. 包装薄膜　　　　D. 过滤网

　　E. 加热盘

### 三、简答题

1. 简述中药汤剂的煎煮方法。

2. 简述煎药时常用的两种加水量的确定方法。

扫一扫，知答案

# 项目八　新型中药饮片的调配

【学习目标】

知识要求

1. 熟悉中药小包装饮片和中药配方颗粒的概念及特点。

2. 了解小包装饮片的规格，中药配方颗粒调配常规。

技能要求

1. 能开展中药小包装饮片和中药配方颗粒的调配。

## 任务一　中药小包装饮片的调配

### 案例导入

**案例：**某患者到医院中医科就诊后，到中药房拿药，由于医生处方开的是中药小包装饮片，调剂员很快就完成了处方调剂，相比传统中药饮片调剂快了不少，并且该患者自行对照处方，对每一剂中药小包装饮片进行了核对，无误后，满意地离开了。

**讨论：**中药小包装饮片有哪些优缺点？

中药小包装饮片系指中药饮片生产企业特制的以全透明聚乙烯塑料或无纺布等作为包装材料的小规格包装的中药饮片（图2-8-1）。医院根据临床医师用药习惯（饮片常用剂量等）及需求，向中药饮片生产企业购买各种规格的小包装的中药饮片。中药饮片调剂人员根据医师处方的剂量，结合小包装的规格，直接"数包"进行调配。操作方便，剂量准确，减少浪费，改善环境，并且方便患者核对，受到调剂人员和患者的欢迎。

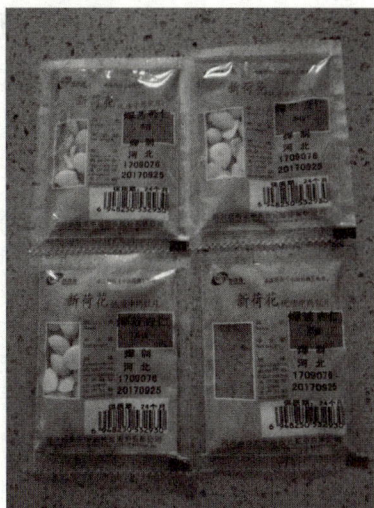

图 2 - 8 - 1　中药小包装饮片

## 一、中药小包装饮片的特点

### （一）优点

**1. 保持传统中药特色**　中药小包装饮片保持了中药饮片原有的性状及特点，不改变中医临床以饮片入药、临用煎汤、诸药共煎的用药特色，不仅满足了临床医师处方用药的常用剂量，还保证原方疗效。

**2. 保证配方剂量准确**　传统的中药饮片调剂是以"手抓戥称"，原则是等量递减，逐剂复戥，但在调配多剂中药的过程中难免受人为因素影响。小包装饮片采用精准的电子秤分装，有效地控制了每包饮片的装量差异，确保了剂量精确，避免了传统调剂由于操作引起的剂量（药剂总量或分帖剂量）误差，提高了调配质量，确保临床疗效。

**3. 简化调剂操作**　调剂人员根据小包装的规格，直接数包，极大地简化了调剂操作，并且便于复核，提高调剂的效率，减少患者等待时间，提高了患者的满意度。

**4. 便于贮藏，保证饮片的质量**　小包装饮片采用全透明的聚乙烯塑料袋包装，杜绝了饮片在流通过程中的污染，可有效防止饮片吸湿、吸潮而霉变；防止含芳香性挥发物饮片有效成分的挥发；防止生虫、"走油"、"变色"等现象，特别对一些易生虫、生霉、变色、走油的品种有着十分重要的意义。

**5. 提高透明度，便于质量监督**　依据药品监督管理部门颁布的《关于加强中药饮片包装监督管理的通知》，要求中药饮片包装上必须有标签，并注明品名、规格、产地、生产企业、产品批号、生产日期，并附有质量合格标志，实施批准文号管理的中药饮片还必须注明批准文号。饮片小包装上的这些信息，不但可增加患者的知情权，而且患者也能按包装上标识自行核对，对其质量进行检查，从而提高了质量的透明度，便于质量监督。

**6. 减少浪费，便于管理** 传统散装中药饮片在调剂过程中，难以避免撒漏，极易造成浪费。使用小包装饮片调剂，能有效避免使用散装中药饮片在调配时的撒漏，并且在调剂有误时，便于分拣，可以避免散装饮片在调剂中出现差错时，难以分拣。还能减少虫蛀、变色、变味、走油等引起的浪费。又能通过计算机进行量化管理，提高管理水平。

**7. 改善工作环境** 散装中药饮片中附着灰尘与杂质，加之部分中药饮片本身呈粉末状，使在工作的过程中难免粉尘飞扬，工作环境较差，不利于工作人员的身心健康，小包装中药饮片由于有包装材料的屏蔽，能有效防止或减少调配时产生粉尘，显著改善了工作环境。

**（二）缺点**

**1. 饮片占用空间增大** 小包装中药饮片的体积会增大，加之规格繁多，所需占用调剂室和库房面积要相应增大。

**2. 拆包操作烦琐** 小包装中药饮片在煎煮前需一袋一袋拆开，如处方中药味较多，则需要较多的时间来进行拆包操作，增加了工作量。

**3. 饮片的成本增加** 小包装中药饮片在生产过程中需投入更多的生产设备，增加包装材料与人工等成本，从而使小包装中药饮片的价格大幅度提高。

## 二、中药小包装饮片的规格

小包装饮片的规格是指每个小包内含饮片的重量。规格设定的基本原则因药而异，符合高频多规原则（使用频率高的饮片，根据临床常用剂量，可设定多种规格）和品规最少原则（在最大满足常用剂量的前提下，剂量设定最少的品规数），最大限度地满足临床常用剂量的需要。临床常用小包装饮片的规格为3g、5g、10g、15g、30g。

为了充分发挥小包装中药饮片的特色与优势，改进中药饮片调剂方式，制订了小包装色标管理规范，不管什么品种，只要规格一样，颜色就相同，对中药饮片小包装进行标准化管理。调剂时应用色标可以达到快速识别的目的，提高调剂速度和准确度。

调配注意：罂粟壳不得制成小包装中药饮片，在调剂时应当按规定将其他小包装饮片拆包并与罂粟壳混合后发药。

## 三、中药小包装饮片的调配

### （一）中药小包装饮片的调剂室设施与器具

**1. 药柜** 中药调剂室应有与中药饮片处方调剂量相适应的药柜，确保所有小包装中药饮片的各种规格都能安置。药柜可以采用药橱、货架等多种形式，以方便调剂人员调配为宜。如图 2 - 8 - 2 所示。

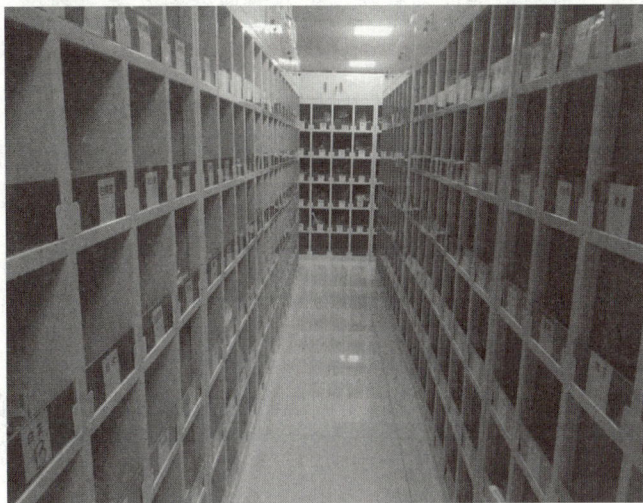

图 2 - 8 - 2　中药小包装饮片药柜

小包装饮片的摆放原则与散装饮片相似：一般常用品规放于药柜的中层，不常用的放在最上层或最底层；质坚量重的品种或质地松泡体积较大的也放在药柜的底层；同一品种的不同规格放在相同纵列；并开的品种应编排在相邻位置，便于调剂。

**2. 药袋**　药袋可使用纸袋或塑料袋，用于分剂调配。

**（二）中药小包装饮片的调配操作**

**1. 审核处方**　审核处方是否符合调剂要求。

**2. 放置分装器皿**　通过审方了解处方剂数，将相同数量的分装器皿排放整齐（图 2 - 8 - 3）。

**3. 按处方药味顺序取药**　根据处方药物的书写顺序取药，取药时必须关注饮片包装上的标签与内容物是否一致，并检查药物有无变质情况，看清剂量，将每味药的包数数准，分发到各个器皿中。取完药在药名右上角做标记，以示该药已取过。

**4. 特殊处理饮片的调配**　处方中若有需要包煎、先煎、后下、冲服、烊化等特殊处理的饮片，需用专用包装袋包装，并标明："注意，内有需先煎、后下、包煎、冲服、烊化的药物。请仔细阅读说明书，并按相应的方法操作。"以提醒患者注意。

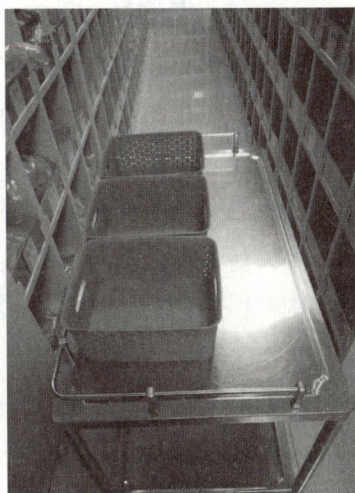

图 2 - 8 - 3　分装器皿

**5. 自查** 调配完毕，调剂人员取一剂药进行自查，无误后在处方调配处签字，交复核人员复核。

**6. 复核** 复核人员根据处方仔细复核，复合时要核对药名、剂量，复核完毕在处方复核处签字。

**7. 包装** 将每剂中药小包装饮片装在牛皮纸袋（或塑料袋）中。

**8. 发药** 发药时要核对患者姓名、药剂数、需特殊处理药物有无另装并标明等，并将配方清单交予患者，以便患者自行核对。

### （三）中药小包装饮片的调配注意事项

**1. 避免药味漏配** 调配人员要严格按处方药味顺序调配，复核人员在复核时也要认真核对处方和小包装数量，避免药物漏配。

**2. 防止药味配错** 药味配错常出现在不同炮制规格的错误，如生黄芪 10g，错配成炙黄芪 10g；也容易出现在药物名称一字之差的品种，如山茱萸与吴茱萸等。调配时要仔细阅读处方。

**3. 防止剂量错误** 调配时饮片小包装的规格容易拿错。一方面调剂人员要认真，另一方面复核人员在复核时也要仔细核对包装规格。

**4. 其他** 可能出现剂数错误，也有可能多剂调配时，其中一剂出现问题。

调剂工作进行时，必须树立责任感，不得交头接耳聊天，保证全身心投入，减少和避免错误的发生。

# 任务二　中药配方颗粒的调配

### 📖 案例导入

**案例：**唐某患病去看了中医，因其第二天要出差，医生建议他使用中药配方颗粒代替传统中药饮片。中药配方颗粒不仅体积小，重量轻，携带方便，可直接用温开水冲服，而且能保证疗效，可以很好地满足唐某在出差途中服用中药的需求。

**讨论：**1. 何为中药配方颗粒？

　　　　2. 中药配方颗粒有何特点？

中药配方颗粒系指单味中药饮片经过现代制药技术（提取、浓缩、干燥、制粒等）制成的，可直接用于中医临床配方使用的颗粒。使用时，将每个单味药的颗粒混合后用温开水冲服，即"以冲代煎"，故也称之为免煎颗粒。

中药配方颗粒最早始于 20 世纪 70 年代的日本，其后韩国和我国台湾地区先后使用，并逐渐被国际市场接受。我国从 1993 年开始研究开发中药配方颗粒，并于 1998 年底通过验收。中药配方颗粒自在我国生产以来，名称屡有变化，曾被称为单味中药浓缩颗粒、颗粒性饮片、免煎中药饮片、新饮片、精制饮片等；直至 2001 年 7 月 5 日，国家药品监督管理局印发《中药配方颗粒管理暂行规定》，将其正式命名为"中药配方颗粒"，同年 12 月起将中药配方颗粒纳入中药饮片管理范畴，实行批准文号管理。

## 一、中药配方颗粒的特点

### （一）中药配方颗粒的优点

**1. 疗效稳定**　中药配方颗粒保持与传统汤药"物质基础和临床疗效"的一致性。以传统中药汤剂为标准，根据单味中药饮片的性质，进行"全成分"工艺设计，应用先进的生产设备和稳定的生产工艺制成颗粒，标准化实现汤剂的煎煮原则，保持了中药饮片的性味与功效，能够替代传统饮片供中医师临床辨证施治，保证了临床疗效的稳定性。

**2. 使用方便**　中药配方颗粒不需要煎煮，临用时用温开水冲服即可；而且体积小，重量轻，服用、携带方便，适应现代生活的快节奏，并利于市场供应的贮藏和运输。

**3. 便于调配**　中药配方颗粒调配可按处方机械调配和按剂量数袋调配，提高了工作效率，减少了称量误差，提高了调剂的准确性，确保了调剂质量。

**4. 便于管理**　药品名称印刷清晰，配方清洁卫生，有利于加强中药管理，顺应医院中药房现代化管理的需求。

### （二）中药配方颗粒的缺点

**1. 部分药物需要共煎才能发挥疗效**　根据中医药理论和实践证明，某些药材要群药共煎才能发挥作用，与单味中药配方颗粒简单混合的作用并不完全相同。在群药共煎的过程中能产生一系列的物理、化学变化，达到相互制约、相互促进、提高药效和降低毒副作用的目的，充分发挥中医方剂中药物之间的配伍作用，而中药配方颗粒在该方面明显不足。

**2. 中药配方颗粒价格相对偏高**　由于中药配方颗粒生产环节多，制备的要求标准也较高，导致其生产成本大大提高，中药配方颗粒普遍价格较传统中药饮片高出 20% ~40% 或以上，给患者带来一定的经济负担。

## 二、中药配方颗粒的包装规格

### （一）瓶装配方颗粒

生产单位将中药配方颗粒包装于塑料瓶或玻璃瓶中，调剂时根据医师处方按剂量，用电子天平称取，置混合机混合，再分装于塑料袋中。该规格便于码放和贮藏，也便于调配不同剂量，但调剂时操作比较麻烦。

### （二）袋装配方颗粒

生产单位将中药配方颗粒包装于100g或500g塑料袋中，使用时通过一体化分装机，按处方进行调配。此种规格主要用于配方颗粒分装机的调配。

### （三）小包装配方颗粒

生产单位将配方颗粒按处方常用剂量分装在小塑料袋中，使用时调剂人员通过数袋进行调配（图2-8-4）。此种规格剂量准确，调剂方便。

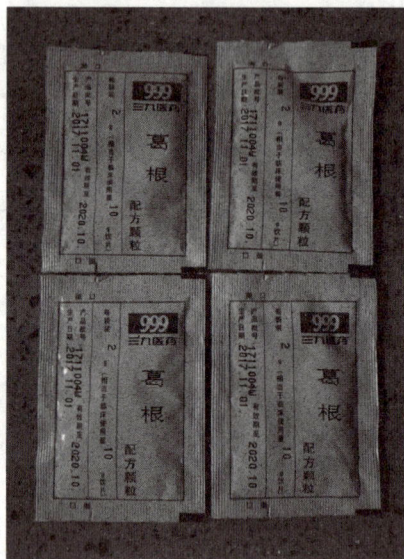

图 2-8-4　小包装配方颗粒

## 三、中药配方颗粒的调配

中药配方颗粒的调配仍然按审方、计价、调配、复核、包装发药等步骤进行。目前，常用的调配方式有小包装配方颗粒的手工调配和袋装大包装配方颗粒的机械调配。

### （一）小包装配方颗粒的手工调配

#### 1. 调配设施与器具

（1）配方颗粒的斗架　亦称为配方颗粒调配柜，一般用不锈钢或木质制成，每组斗架分成若干个方格，用于盛放小包装配方颗粒（图2-8-5）。

（2）分装用盛放器皿　一般用若干个大小相同的不锈钢碗或塑料盒。

#### 2. 调配步骤

（1）放置分装器皿　通过审方了解处方剂数，将相同数量的分装器皿排放整齐。

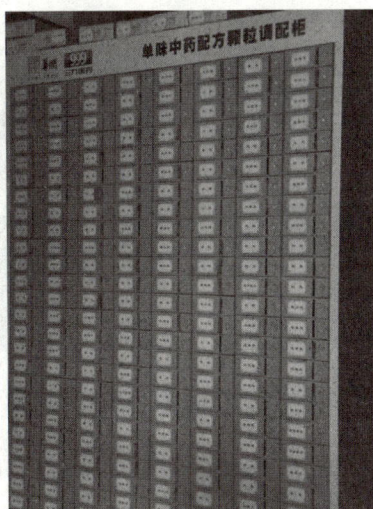

图 2 - 8 - 5  配方颗粒调配柜

（2）调配配方颗粒  按处方顺序，从配方颗粒药柜中，将相应规格的配方颗粒取出，分发到各个器皿中。

（3）自查  选取一剂，按处方顺序检查药味、剂量规格是否相符，检查其他剂的药味数量是否与处方相符，在处方调配处签字。

（4）复核  复核人员按处方复核检查调配是否正确，在复核处签字。

（5）包装  将每剂小包装颗粒分装在牛皮纸袋（或塑料袋）中。

（6）发药  核对患者处方及号牌，交待使用方法，将药物交付患者。

**（二）配方颗粒的机械调配**

**1. 调配设施**

（1）配方颗粒药柜  若干个盛放配方颗粒的柱状容器按一定顺序排列；柱状容器与调剂设备配套（图 2 - 8 - 6）。

（2）调剂用设备  包括一台电脑，若干台调剂、分装、封口机。

**2. 调配操作**

（1）打开设备电源  药柜电源→主机电源→显示器电源→附属设备电源。

（2）录入处方  电脑输入医师处方或者接入医院信息系统（HIS）下载电子处方，根据配方颗粒与药材饮片的比例，生成配方颗粒处方。系统自动审核十八反、十九畏，如出现临床禁忌，会进行提示，需要再次确认。

（3）调剂机调配  设备进行"处方分析"，所有该处方中的颗粒所在储药格的指示灯亮，人工依次取出各个药瓶进行调剂。为了避免差错，首先要扫描确认药瓶条码，正确后将药瓶插入调剂部，按下"调剂开关"，调剂设备开始自动分药。

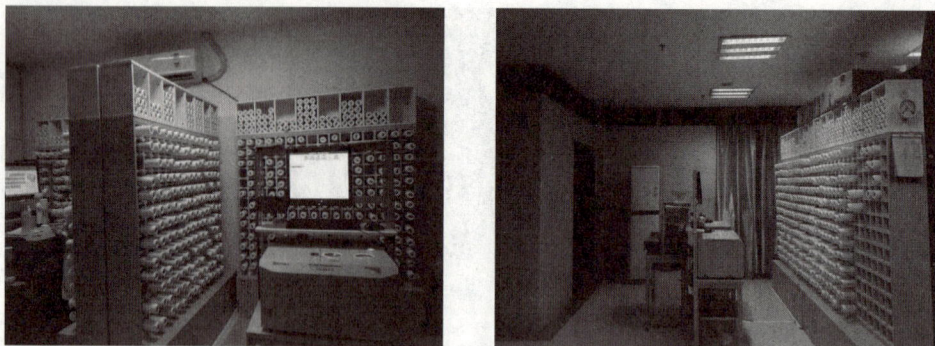

图 2 - 8 - 6　配方颗粒机械调配设施

每种药调剂完成后，取下药瓶，对应的颗粒储药格指示灯将熄灭；应及时将药瓶放回药柜，进行下一种中药的调配，直至将处方所有中药调剂完毕。

（4）封口　所有药物调剂完后，药物自动进入混合设备进行混合，后经传送带送到分装机分装热合封口。

（5）正常关机流程　点击系统→关闭电源→待设备黑屏后→关闭设备电源。

### 3. 机械调配的注意事项

（1）中药调剂设备属于精密设备，禁止野蛮操作。

（2）禁止在设备带电时手动强行拉动或转动药袋盘承载部。

（3）不允许用干燥消毒柜烘干药袋盘底座，可每日下班后自然风干，不可以将药盘放在窗户处进行风干。

（4）每调剂完成一个处方要用毛刷清理调剂部，禁止用湿布擦拭。

（5）药袋盘承载部应经常清理，无粉尘及颗粒残留。

（6）消毒药袋盘时要倒置平放，并远离电加热管；擦净表面水分。

（7）封口机禁止在空闲时长时间加热，做到人走断电。

（8）禁止用手按压电子天平或摆放重物。

知 识 链 接

## 中药破壁饮片简介

中药破壁饮片是通过现代粉碎技术将传统中药饮片进行破细胞壁粉碎，将其粉碎成粒度分布 D90 小于 45μm（300 目以上）的粉体（破壁粉），再制成 30 ~ 100 目的颗粒（破壁饮片），形成色泽一致，质量均一，稳定性好的创新中药饮片。

中药破壁饮片，一方面经过破壁粉碎处理，同一批药材的不同组织、部位高度混合匀化，进而实现中药饮片的品质均一性，质量更可控，从药品质量的一致性上保证了临床疗效的稳定性。另一方面因为中药破壁饮片的全成分被高效利用，其药效相对于传统中药饮片提高了 3～5 倍，大大降低了服药量。此外，中药破壁饮片是传统中药饮片经细胞破壁粉碎精制而成，既可用温开水反复冲泡代茶饮，也可遵用古法，加水煎煮，还可以根据需要，随症加减，应用方式极其便捷和灵活。

目前，上市的中药破壁饮片系列产品数十个，如三七破壁饮片、熟三七破壁饮片、西洋参破壁饮片、丹参破壁饮片、石斛破壁饮片、红参破壁饮片等。

## 复习思考题

### 一、单项选择题

1. 下列药物中哪一种不能制成中药小包装饮片（　　）。

    A. 连翘　　　　　　B. 罂粟壳　　　　　　C. 薄荷　　　　　　D. 柴胡

    E. 木通

2. 中药配方颗粒又称为（　　）

    A. 中药颗粒剂　　　B. 中药免煎颗粒　　　C. 中药免称颗粒　　　D. 中药新型颗粒

    E. 中药新包装颗粒

### 二、多项选择题

1. 下列关于小包装饮片的摆放原则描述正确的是（　　）。

    A. 一般常用品规放于药柜的中层

    B. 不常用的放在最上层或最底层

    C. 质坚量重的品种或质地松泡体积较大的也放在药柜的底层

    D. 同一品种的不同规格放在相同纵列

    E. 并开的品种应编排在相邻位置

2. 中药配方颗粒的优点有（　　）

    A. 疗效稳定　　　　B. 使用方便　　　　C. 便于调配　　　　D. 便于管理

    E. 价格便宜

扫一扫，知答案

# 中成药调剂技术

## 项目一　中成药调剂设施和分类陈列

【学习目标】

知识要求

1. 熟悉中成药的分类方法。

2. 了解中成药货架、货柜的规格；常见中成药的种类、陈列原则、方式与注意事项。

技能要求

1. 会区分处方药和非处方药。

2. 能根据中成药的陈列要求，正确摆放中成药。

### 任务一　中成药调剂的设施

📖 **案例导入**

案例：张先生在门诊药房取安宫牛黄丸时，发现药师并没有在货架、货柜中取药，而在旁边的一贵重药品柜中拿出药品。

讨论：医院药房摆放中成药的设施有哪些？

### 一、货架

存放中成药的主要设施是柜台和货架，布局主要根据自身营业场所、业务量及人员条件而定。

货架亦称"货橱"，主要用于摆放非处方中成药，可开架摆放；也可摆放处方中成药，但不可开架摆放。多采用玻璃柜橱，柜内多分数层，每层摆放"成药"数十个。依调剂室大小和工作量可设置数个货架（图 3 – 1 – 1）。

## 二、货柜

货柜，主要用于摆放处方中成药，材料可选用玻璃、木质框架、铝合金或大理石材质，一般多为台式铝合金玻璃柜，以高 80 ~ 85cm，宽 60cm 为适宜，柜内多分 3 层左右，柜门可关上，使药品不开架摆放，还可防虫、防鼠。柜内成药按规律分层排列，依据调剂室大小和工作量可设置数个"货柜"，按一字形或丁字形排列，方便顾客看到，柜外贴标记，查找方便，便于管理（图 3 – 1 – 2 和图 3 – 1 – 3）。

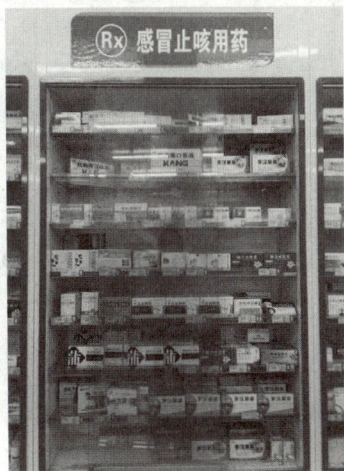

图 3 – 1 – 1　货架

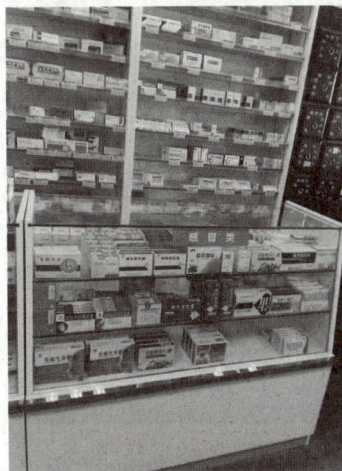

图 3 – 1 – 2　货架与货柜

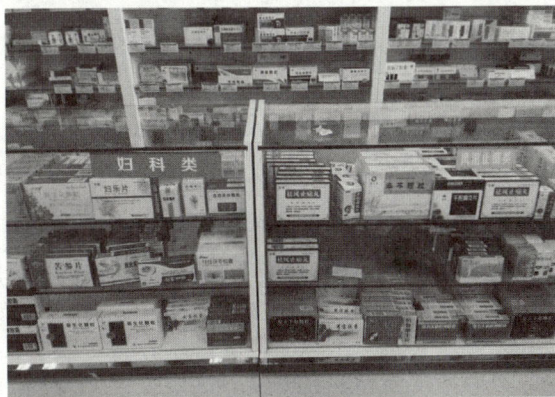

图 3 – 1 – 3　货柜

### 三、其他设施

其他设施还有贵重药品柜、阴凉柜（图3-1-4）、冷藏柜（图3-1-5）、自动分包机和电脑等。贵重药品柜用来放置贵重中成药；空调装置、阴凉柜和冷藏柜以满足某些药品冷藏的要求；有条件者可配备自动分包机，供分装不同剂型、规格、数量的药品，满足临床要求，提高工作效率；单剂量包装机可把一次服用的多种药品封装于一个药袋内，方便病人按时服用；计算机终端，使之与临床科室、药库、收费处等有关部门联网，便于药品审核和经济核算。

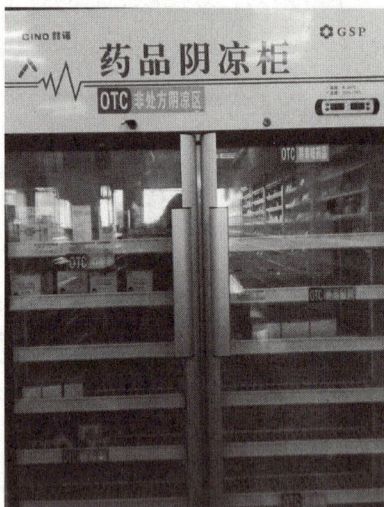

图3-1-4 阴凉柜

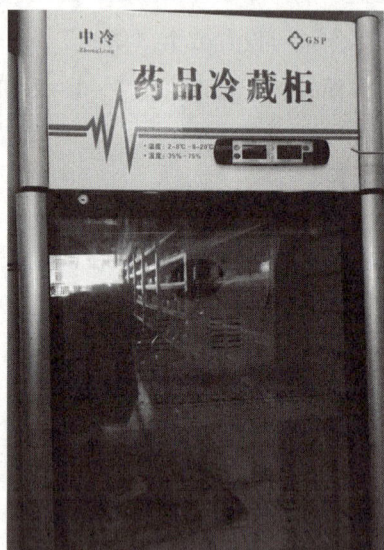

3-1-5 冷藏柜

## 任务二 中成药的分类陈列

### 案例导入

**案例：**王女士在一家大药店购买双歧杆菌活菌胶囊时，突然发现这种药应该放在冰箱里保存，而此前她在其他药店购买时发现都随意放置在货架上。执业药师告诉她这种双歧杆菌需要冷藏在2~10℃冰箱中，不能随意露天常温摆放销售，否则会降低或失去疗效。

**讨论：**中成药的分类摆放有哪些要求？

中成药是指以中药材为原料，在中医药理论指导下，按规定的处方和制法生产，有特定名称并标明功能主治、用法用量和规格的药品。由于中成药品种多样，剂型利于患者选择，而且功效确切，备受患者青睐。当今无论是医院药房还是社会零售药房在供应药品时，常采用科学、简便和实用的方式分类摆放以提高工作效率。

## 一、中成药的分类

中成药是中医药宝库中的一个组成部分，数千年来在我国的医疗事业中发挥了重要的作用。中成药既有传统的丸、散、膏、丹等剂型，也有现代创新的片剂、注射剂、冲剂、滴丸剂、胶囊剂、气雾剂等新剂型。中成药分类方法多种多样。

### （一）按处方药和非处方药分类

根据药品安全有效、使用方便的原则，依据其品种、规格、适应证、剂量及给药途径的不同，国家对中成药分别按处方药和非处方药进行管理。处方药（RX）必须凭执业医师或执业助理医师处方才可调配、购买和使用；非处方药（OTC）不需要凭执业医师或执业助理医师处方即可自行判断、购买和使用。

中成药实行此类分类管理的意义是有利于保证人民的用药安全；有利于推动医疗保险制度的改革；有利于提高人民自我保健意识，促进医药行业与国际接轨。

### 知 识 链 接

#### 非处方药遴选原则

1. 根据文献和长期临床使用证实安全性大的药品。

2. 药物无潜在毒性，不易引起蓄积中毒；中药中重金属限量不超过国内或国际公认标准。

3. 按说明书规定的用量用法，用药基本无不良反应。

4. 不引起依赖性，无"三致"作用。

5. 抗肿瘤药、毒麻药、精神药物不能列入，个别用于复方制剂者例外。

6. 组方合理，无不良相互作用；中成药处方中无"十八反""十九畏"。

非处方药专有标识图为椭圆形背景下的"OTC"三个大写英文字母，OTC 是国际上对非处方药的习惯称谓。非处方药专有标识图案的颜色分为红色和绿色，甲类非处方药专有标识为红色，乙类非处方药专有标识为绿色，绿色非处方药专有标识还可用作指南性标志（图 3-1-6）。

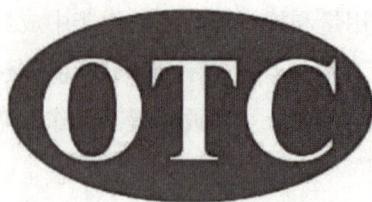

图 3 - 1 - 6　非处方药标志

### （二）按科别分类

参照国家中医药管理局发布的《中医病证诊断疗效标准》，我国目前将中成药按科分为内科、外科、妇科、儿科、五官科、骨伤科及皮肤科用药 7 类。

**1. 内科用药**　内科用药包括感冒类、咳嗽类、呕吐类、伤食类、哮喘类、中暑类、泄泻类、便秘类、头痛类、眩晕类、郁病类、不寐类、虚证类、胃痞类、胃脘痛类、实火证类等药。

**2. 外科用药**　外科用药包括痔疮类、冻伤类、烧烫伤类、疖肿类、手足皲裂类、虫蜇伤类等药。

**3. 妇科用药**　妇科用药包括月经不调类、痛经类、绝经前后诸症类、带下病类等药。

**4. 儿科用药**　儿科用药包括小儿感冒类、小儿咳嗽类、肠道寄生虫类、积滞类、小儿泄泻类、厌食类、遗尿类等药。

**5. 五官科用药**　五官科用药包括鼻病类、口疮类、眼病类、喉痹类、耳鸣耳聋类、牙痛类等药。

**6. 骨伤科用药**　骨伤科用药包括腰腿痛类、颈肩痛类、骨质疏松症类、急慢性软组织扭挫伤类等药。

**7. 皮肤科用药**　皮肤科用药包括治疗痱子、粉刺、脚湿气、湿毒疮（湿疹）、风疹瘙痒、雀斑类等药。

### （三）按药物功效分类

中成药按功效主要分为清热类、解表类、理气类、补益类、温里类、安神类、泻下类等 20 多种。此种分类方法概念清晰，方便应用，便于和西药结合，有利于减少差错和提高效率，但剂型多样，并且不利于储存与养护。

**1. 感冒用药**　感冒分为风寒感冒和风热感冒。风寒感冒用药包括午时茶颗粒、九味羌活颗粒、川芎茶调颗粒（丸）、风寒感冒颗粒等；风热感冒用药包括银翘解毒片、羚翘解毒片、双黄连口服液（颗粒）、小柴胡颗粒、板蓝根颗粒。

**2. 咳嗽用药**　寒咳用药有通宣理肺丸、半夏露、桂龙咳喘宁胶囊、小青龙合剂等；热咳用药有川贝枇杷糖浆、急支糖浆、鱼腥草颗粒等；燥咳用药有百合固金丸、养阴清肺膏等。

**3. 暑病用药**　包括藿香正气软胶囊、十滴水软胶囊、仁丹等药。

**4. 胃脘痛用药**　包括大山楂丸、健胃消食片、气滞胃痛颗粒、保和丸、良附丸、胃苏颗粒、养胃舒胶囊、小建中颗粒、香砂养胃丸等。

**5. 泄泻用药**　包括葛根芩连片、香连丸、四神丸、桂附理中丸等药。

**6. 便秘用药**　包括苁蓉通便口服液、当归龙荟丸、麻仁润肠丸、增液颗粒等。

**7. 胸痹用药**　包括银杏叶胶囊、复方丹参滴丸、冠心苏合丸、麝香保心丸、生脉饮等。

**8. 不寐用药**　包括养血安神丸、柏子养心丸、天王补心丹、刺五加片、枣仁安神液等。

**9. 神昏窍闭证用药**　包括安宫牛黄丸、牛黄清心丸、苏合香丸等。

**10. 痹证用药**　包括天麻丸、小活络丸、伤湿止痛膏、天麻丸、再造丸、风湿痛药酒等。

**11. 虚证用药**　气虚用药包括补中益气丸、参苓白术丸等；血虚用药包括当归补血口服液、人参健脾丸、八珍颗粒、十全大补丸等；阴虚用药包括六味地黄丸、知柏地黄丸、杞菊地黄丸、大补阴丸等；阳虚用药包括桂附地黄丸、四神丸、肾宝合剂等。

**12. 实火证用药**　包括黄连上清丸、三黄片、牛黄上清丸、一清颗粒、板蓝根颗粒、穿心莲片、鱼腥草颗粒、龙胆泻肝丸、清开灵口服液等。

**13. 外科用药**　包括如意金黄散、烧伤药膏、小金丸（胶囊）、马应龙麝香痔疮膏、京万红软膏、三黄膏、六应丸等。

**14. 妇科用药**　月经不调用药包括乌鸡白凤丸、益母草膏、逍遥丸等；痛经用药包括当归丸、艾附暖宫丸、痛经丸等；带下用药包括妇科千金片、千金止带丸等。

**15. 儿科用药**　小儿感冒用药有小儿感冒颗粒、小儿热速清口服液等；小儿咳嗽用药有小儿清热止咳口服液、小儿咳喘灵口服液等；小儿积滞用药有小儿化食丸等；小儿泄泻用药有启脾丸等；肠道寄生虫用药有蛲虫药膏等；遗尿用药有夜尿宁丸等。

**16. 眼科用药**　包括明目上清片、杞菊地黄丸等。

**17. 耳鼻喉科**　治疗鼻炎用药有藿胆丸、鼻窦炎口服液等；耳鸣耳聋用药有龙胆泻肝丸等；咽喉病用药有牛黄解毒片、银黄片、复方草珊瑚含片、桂林西瓜霜口含片等。

**18. 骨伤科用药**　包括伤湿止痛膏、跌打丸、三七片、颈复康颗粒、红花油等。

**19. 皮肤科用药**　包括当归苦参丸、防风通圣丸等。

**（四）按剂型分类**

中成药按剂型分类主要有丸剂、散剂、颗粒剂、片剂、胶囊剂、煎膏剂、注射剂、合剂、糖浆剂、露剂和酒剂等。此分类优点在于方便储存与养护，但是同剂型的药品功效多样，临床使用各异，不便应用。

### （五）按药理作用分类

中成药按药理作用分类主要有维生素、矿物质、止咳平喘化痰药、感冒药、妇科用药、呼吸系统用药、解热镇痛抗炎药、抗过敏药、补益药、降压药、心血管系统用药、消化系统用药、皮肤五官科用药、外用药及其他药类等，此分类摆放应用较多，也可在此基础上再细分。此分类的处方药货柜如图 3－1－7 所示。

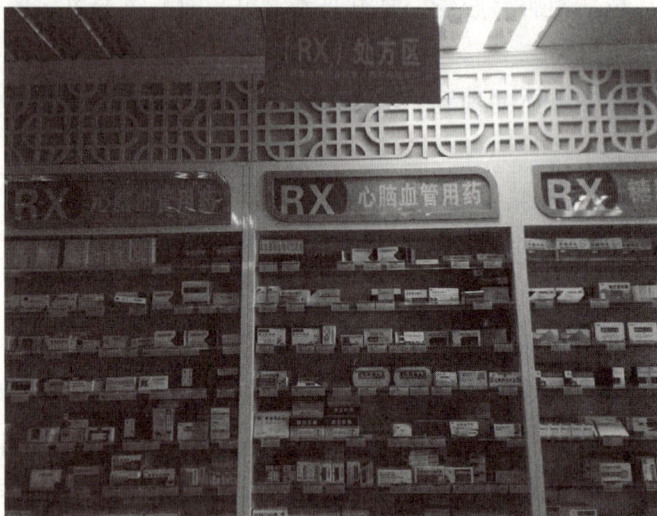

图 3－1－7　按药理作用分类的处方药货柜

## 二、中成药的陈列

药品摆放陈列是一项细致而重要的工作，中成药必须按国家有关规定进行陈列、摆放。药品的陈列方式和位置，既要考虑到药师的取拿方便，减轻劳动量，更要注意避免调配差错的出现。中成药可按药品的分类原则、品种、规格、剂型，以及功效、用途及存储条件等进行分类陈列、摆放。

### （一）药品陈列的原则

关于药品陈列的原则，《药品经营质量管理规范》（GSP）明确规定了如下原则：

1. 按剂型、用途以及储存要求分类陈列，并设置醒目标志，类别标签字迹清晰、放置准确。

2. 处方药和非处方药分开，并有处方药、非处方药专用标识。

3. 药品与非药品分开。

4. 内服药与外用药分开。

5. 易串味药品与一般药品分开。

6. 拆零药品的陈列要集中存放。拆零药品应放在拆零柜，并要保留原包装标签。

7. 危险品不能陈列。如需陈列只能用空包装或代用品。

8. 药品包装相近或不同批号的要分开。避免混淆药品，拿错药。

9. 特殊药品要单独存放。如陈列二类精神药品，要设专柜，专人管理，专册登记，确保安全。

10. 冷藏药品放置在冷藏设备中，按规定对温度进行监测和记录，并保证存放温度符合要求。

11. 药品放置于货架（柜），摆放整齐有序，避免阳光直射。

### （二）药品陈列注意事项

1. 陈列药品的柜台、货架必须保持清洁、卫生，防止人为污染。

2. 各柜台、货架应有明显的分类标志。

3. 药品陈列摆放，要整齐美观，药品包装正面朝上，药品名称面向顾客，标价签对位放置，标价字迹书写规范清楚，所标明的内容应齐全不漏项。

4. 处方药严禁开架陈列。

5. 需冷藏或阴凉存储的药品一般要存放在 2～10℃ 的冰柜里。

6. 上柜陈列药品要定期检查并记录，发现有质量问题，要及时撤离柜台、货架，并向质量管理部门汇报。

7. 质量不合格的中成药、超过有效期的中成药不得陈列，应置于药品不合格区。

---

## 复习思考题

### 一、单项选择题

1. 非处方药的简称为（　　）。

    A. OTC　　　　　　B. OCT　　　　　　C. COT　　　　　　D. TOC

    E. TCO

2. 甲类非处方药的标记色为（　　）。

    A. 绿色　　　　　　B. 红色　　　　　　C. 黄色　　　　　　D. 黑色

    E. 白色

3. 非处方药是指不需要凭（　　）的处方即可自行判断、购买及使用的药品。

    A. 执业医师　　　　　　　　　　B. 执业助理医

    C. 执业药师　　　　　　　　　　D. 执业医师或执业助理医师

    E. 执业助理药师

4. 实施处方药与非处方药分类管理的根本目的是（　　）。

A. 便于药品保管养护

B. 有利于国家药品管理

C. 保障人民群众用药安全、有效、使用方便

D. 提高人民就医质量

E. 做到"安全有效、慎重从严、结合国情、中西药并重"地使用药品

5. 下列关于非处方药的说法错误的是(　　　)。

A. 患者可以自我诊断使用　　　　　　　B. 服药天数较处方药短

C. 只能在专业性医药报刊做广告　　　　D. 有专有标识

E. 以口服外用为主

6. 国家药品监督管理局公布的非处方药专有标识图案是(　　　)。

A. 圆形背景下的"OTC"　　　　　　　B. 正方形背景下的"OTC"

C. 长方形背景下的"OTC"　　　　　　D. 棱形背景下的"OTC"

E. 椭圆形背景下的"OTC"

7. 治疗风寒感冒的中成药是(　　　)。

A. 小柴胡颗粒　　　B. 午时茶颗粒　　　C. 板蓝根颗粒　　　D. 双黄连口服液

E. 银翘解毒片

8. 治疗痹证的中成药是(　　　)。

A. 小活络丸　　　B. 小柴胡汤　　　C. 午时茶颗粒　　　D. 参苏片

E. 香石双解袋泡剂

9. 可以放置在货架上的中成药有(　　　)。

A. 危险品　　　B. 非处方药　　　C. 一类精神药品　　　D. 过期药品

E. 麻醉药品

## 二、多项选择题

1. 中成药按剂型分类有(　　　)。

A. 丸剂　　　B. 片剂　　　C. 煎膏剂　　　D. 露剂

E. 注射剂

2. 实火证用药包括(　　　)。

A. 黄连上清丸　　　B. 穿心莲片　　　C. 鱼腥草颗粒　　　D. 龙胆泻肝丸

E. 六味地黄丸

## 三、简答题

1. 中成药有哪些分类方法?

2. 中成药陈列原则是什么?

3. 请归纳感冒类中成药的分类和常见中成药。

扫一扫，知答案

# 项目二　中成药调剂操作

【学习目标】

知识要求

1. 掌握中成药调剂程序；处方审核的内容；发药交待内容。

2. 熟悉调剂常规与注意事项。

3. 了解不良反应的概念、汇报制度。

技能要求

1. 能够按照中成药的调剂程序和要求调剂药品。

随着我国医药体制改革的进一步深化，药品分类管理制度的逐步实行，广大人民群众自我保健意识的不断提高，以及中成药历史悠久、应用广泛、用之有效、服用方便、不良反应少等特点，使中成药的销售量在整个药品销售行业中所占比例越来越大，做好中成药调剂工作尤为重要。

中成药调剂严格按收方、审方、计价、调配、核对和发药程序进行。门诊处方调剂的一般程序见图 3 - 2 - 1。

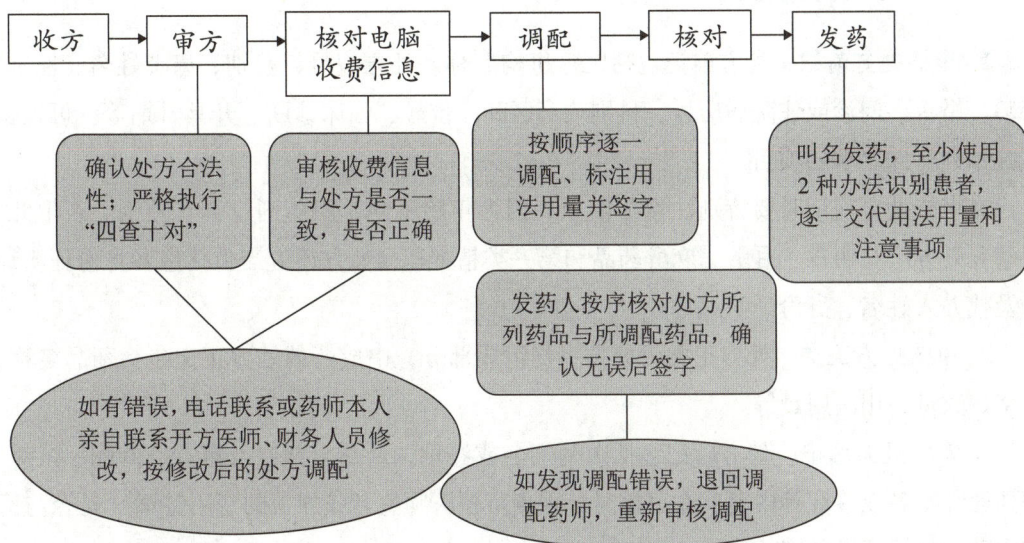

图 3 - 2 - 1　门诊处方调剂的一般程序

# 任务一　审　方

## 案例导入

**案例**：李女士怀孕三个月，一天不小心崴了脚，脚脖疼痛，去看医生，医生开的药中有活血止痛散，药师按照处方调配药品，并将药发给李女士，李女士服用后腹痛流产，造成了一起医疗事故。

**讨论**：1. 该医疗事故的责任人有哪些？

2. 药师在调剂处方的哪一个环节出现问题？

处方审核人员接到处方后对处方进行审核，首先逐项检查处方前记、正文、后记书写是否清晰、完整，确认处方的合法性。其次要审核处方用药与临床诊断的相符性；剂量、用法的正确性；选用剂型与给药途径的合理性；是否有重复给药现象；是否有潜在临床意义的药物相互作用和配伍禁忌；以及其他用药不适宜情况。

药师经处方审核后，认为存在用药不适宜时，应当告知处方医师，请其确认或者重新开具处方；药师发现严重不合理用药或者用药错误，应当拒绝调剂，及时告知处方医师，并应当记录，按照有关规定报告；对不规范处方或者不能判定其合法性的处方，不得调剂。

## 一、审核处方的格式

**1. 审核处方前记**　处方前记包括医疗机构名称、处方编号、费别、患者姓名、性别、年龄、婚否、门诊或住院病历号、科别或病区和床位号、临床诊断、开具日期等。可根据情况添列特殊要求的项目。

在审核处方前记时要特别注意年龄项，因为年龄不同，用药剂量会有差别。新生儿、婴幼儿处方应写明日、月龄。麻醉药品和第一类精神药品处方还应当包括患者身份证明编号及代办人姓名、身份证明编号。

**2. 审核处方正文**　处方正文为处方主要组成部分，中成药的处方正文包括药品名称、规格、数量、用法用量等。

**3. 审核处方后记**　处方后记包括医师签名或签章，药品金额以及审方、调配、核对、发药药师签名或签章等内容。在审核时，重点审核医师签名或加盖的专用签章（是否与医院内药学部门留样备查的式样一致）。

知 识 链 接

**中成药处方颜色**

1. 普通处方的印刷用纸为白色。

2. 急诊处方印刷用纸为淡黄色，右上角标注"急诊"。

3. 儿科处方印刷用纸为淡绿色，右上角标注"儿科"。

4. 麻醉药品和第一类精神药品处方印刷用纸为淡红色，右上角标注"麻、精一"。

5. 第二类精神药品处方印刷用纸为白色，右上角标注"精二"。

## 二、审核处方的药名、剂型、用法用量

药品调剂人员应当对处方用药的适宜性进行审核，如处方用药与临床诊断的相符性，剂量、用法用量的正确性，选用剂型与给药途径的合理性等。

### （一）审核处方的药名

药品名称以《中国药典》收载或药典委员会公布的《中国药品通用名称》或经国家批准的专利药品名为准。处方中药名与正式批准的名称一致，医师不得自行编制药品缩写名或代号。

药学专业技术人员发现药品滥用和用药失误，应拒绝调剂，并及时告知处方医师，但不得擅自更改或者配发代用药品。

### （二）审核处方的剂型

药品的剂型多种多样，应根据疾病的轻重缓急、患者的体质强弱及各种剂型的特点，选择适宜剂型。审核处方时要看清剂型、规格、单位，规格、单位不同用量也不同。片剂、丸剂、胶囊剂、颗粒剂分别以片、丸、粒、袋为单位；溶液剂以支、瓶为单位，软膏及霜剂以支、盒为单位；注射剂以支、瓶为单位；栓剂以枚为单位。

### （三）审核处方的用法用量

药品剂量一般应按照药品说明书中的常用剂量使用，特殊情况下需要超剂量使用时，医师应注明原因并再次签名。药品用法用量要准确，不得使用"遵医嘱""自用"或"按说明服用"等含糊不清字句。

门诊处方药品一般不得超过 7 日用量；急诊处方一般不得超过 3 日用量；对于某些慢性病、老年病或特殊情况，处方用量可适当延长，但医师必须注明理由；精神药品、医用毒性药品等特殊药品的处方用量应当严格执行国家有关规定。要特别注意含毒性成分的中成药，应严格审查其剂量。

知 识 链 接

### 含毒剧药的中成药

1. 含川乌、草乌、附子、关白附等：玉真散、小活络丸、祛风舒筋丸、附子理中丸等。

2. 含雄黄：牛黄解毒丸、至宝丹、安宫牛黄丸等。

3. 含汞、朱砂等：磁朱丸、至宝散、蟾酥锭、牛黄解毒片；白降丹和红升丹亦可视为中成药。

4. 含铅：黑锡丹、四胜散、珍珠散等。

5. 含马钱子：九分散、舒筋散等。

6. 含巴豆、巴豆霜：七珍丸、小儿脐风散等。

7. 含蟾酥：六神丸、六应丸、喉症丸、蟾酥锭、蟾酥丸等。

## 三、审核中成药的联用

由于中成药成分固定，有时难以适应错综复杂的病情，因此需要联合用药，以达到治疗目的，因此药师应在审核处方中，密切注意药品之间能否联合应用。

### （一）中成药之间的联用

一张处方里往往同时存在几种中成药，药师应根据专业知识确定能否联合使用。

知 识 链 接

### 中成药之间的联用

如高血压病证属肝肾阴虚、风阳上亢者，可将脑立清和六味地黄丸联合用药。脑立清含灵磁石、代赭石、怀牛膝、珍珠母等，可以平肝潜阳降逆，但其滋阴力稍弱。六味地黄丸由熟地黄、山药、山茱萸、茯苓、牡丹皮、泽泻组成，重在滋补肝肾之阴，二者合用，可互补各自不足。又如益母草颗粒有收缩子宫的作用，促进子宫腔内残留组织、积血排出，常用于人工流产术、引产术后的治疗，对子宫复原、产后止血效果很好。妇血康颗粒具有活血化瘀、祛瘀止血的作用，单剂治疗药流后的出血效果不理想，但配伍益母草颗粒后止血效果明显提高，可作为药流后出血的常规治疗方案应用。再如，治疗阳虚夹湿之泄泻，若单用附子理中丸，虽亦可取效，但不太理想；若再配伍以健脾丸则既可温运脾阳，又可健益脾气，可收事半功倍之效。据现代研究，牛黄清心丸（《局方》）为防治心脑血管卒中的理想药，但该药价格昂贵，如遇此况，可取牛黄解毒丸配柏子养心丸，各取一丸代之，两药配伍，变寒凉与温补为平补，养心益气而不燥，清心凉窜而不寒，其效实不亚于《局方》牛黄清心丸。联合用药还可按脏腑生克规律来选择，如精关不固的滑精证，用金锁固精丸或锁阳固精丸时，每令患者在一段时间内加服健脾调胃之参苓白术丸一类，以间接强化补肾固精之功。

### （二）中成药与化学药的联用

将中成药与化学药合理配伍，既可优势互补，又可协同增效。但是，若二者配伍不合理，将降低药效，产生甚至加重毒副作用。中成药大多为复方制剂，在药物组成、理论指导、配伍、药理作用及临床使用原则等方面与化学药截然不同，必须辨证后结合患者的情况选择使用。因此药师应对中成药与化学药的联用进行适宜性审核。

## 四、审核中成药的用药禁忌

### （一）证候禁忌

中成药的处方组成固定，有其特定的治疗适应证，因此，临床医生要在中医药理论指导下，遵循辨证用药原则，根据其致病原因、症状性质、轻重急缓程度等情况，对症下药，使药症相符，否则轻则造成浪费，重则贻误病机，以至引起不良后果。中成药有一定的证候禁忌，要想达到最佳疗效，就要注意证候用药禁忌。常见的中成药证候禁忌见表3-2-1。

表3-2-1　常见中成药证候禁忌表

| 证候用药 | 禁　忌 |
| --- | --- |
| 风热感冒 | 风寒表证的辛温解表类中成药 |
| 风寒感冒 | 风热表证的辛凉解表类中成药 |
| 出虚汗证 | 发汗解表中成药 |
| 里寒病证 | 清热中成药 |
| 瘀血阻滞 | 收敛止血的中成药 |
| 痰多咳嗽 | 敛肺止咳中成药 |
| 热毒病证 | 温热中成药 |
| 阴虚病证 | 利水、燥湿的中成药 |

### （二）中成药与化学药的配伍禁忌

若中成药与化学药配伍不当，可使药效降低或消失，不良反应增加或产生新的不良反应。例如，地高辛和中药六神丸合用后会出现频发性期前收缩（早搏）；气虚血瘀型高血压患者，西医给予血管扩张药治疗，服药后面部潮红、灼热，此时很像中医"肝阳上亢型"，若误按"肝阳上亢"治疗，就会加重病情。

总之，处方经过审核后，认为存在用药安全问题时，退回患者，告知处方医师，请其确认或重新开具处方，记录在处方调剂问题专用记录表上，经办药学技术人员应签名和注明日期。对于符合处方管理办法规定的处方予以调配，不合格的处方不予调配。

# 任务二　调　配

## 案例导入

**案例**：杜某，女，7岁5个月，急性支气管炎，处方用药：

1. 小儿氨酚黄那敏颗粒，130.5mg×10袋；用法用量：65mg，每天三次，口服。

2. 小儿肺热咳喘颗粒，3g×16袋；用法用量：3g，每天三次，口服。

**讨论**：1. 处方中哪种药属于中成药？

2. 请同学们试着调配该药。

处方审核合格的，处方审核人员在处方上签名，并将处方交调配人员进行调配；调配人员依照审核人员签名的处方内容逐项调配，调配过程中如有疑问，调配人员立即向处方审核人员咨询。

### 一、中成药调剂常规

1. 仔细阅读处方，按照药品顺序逐一调配；调配好一张处方的所有药品后再调配下一张处方，以免发生差错。

2. 调剂处方时必须做到"四查十对"：查处方，对科别、姓名、年龄；查药品，对药名、剂型、规格、数量；查配伍禁忌，对药品性状、用法用量；查用药合理性，对临床诊断。

3. 药品配齐后，与处方逐条核对药名、剂型、规格、数量和用法，准确规范地书写标签，注明患者姓名和药品名称，在每种药品外包装上分别贴上用法、用量、贮藏条件等的标签。

4. 药品调剂人员在完成处方调剂后，应当在处方上签名或加盖专用签章。

### 二、中成药调剂注意事项

1. 药品调剂人员对于不规范处方或不能判定其合法性的处方，不得调剂。

2. 调剂人员要慎读处方，谨防相似药品名称的混淆。

3. 注意药品的有效期，为了防止药品存放时间长而过期，确保用药安全有效，调剂人员应加强管理，定期检查。在调剂出售时应先将近效期的药品出售；对在有效期内的药品也要注意检查药品的包装和外观性状，发现异常也要及时适当处理。对在有效期内变质的药品一律不得调剂、销售和使用。

4. 调剂人员应熟悉常用中成药的主要成分、剂型特点、功能主治、用法用量及注意事项，特别是对孕妇、高龄老人、婴幼儿用药应该引起充分重视。

5. 对贵重药品及麻醉药品等分别登记账卡。

6. 对需要特殊保存的药品加贴醒目的标签提示患者注意，如"置 2~10℃保存"。

## 三、中成药包装、标签及说明书的有关规定

### （一）药品包装、标签及说明书的要求

1. 药品包装、标签及说明书必须按照国家食品药品监督管理部门规定的要求印制，其文字及图案不得加入任何未经审批同意的内容。

2. 凡在中国境内销售、使用的药品，其包装、标签及说明书所用文字必须以中文为主，并使用国家语言文字工作委员会公布的现行规范化汉字（不得用繁体字及不规范的字体等）。

3. 民族药可增加其民族文字。企业根据需要，可在其药品包装上使用条形码和外文对照；获我国专利的产品亦可标注专利标记和专利号，并标明专利许可的种类。

4. 提供药品信息的标志及文字说明的字迹应清晰易辨，标示清楚醒目，不得有印字脱落或粘贴不牢等现象，并不得用粘贴、剪切的方式进行修改或补充。

5. 药品包装、标签上印刷的内容对产品的表述要准确无误，除表述安全、合理用药的用词外，不得印有各种不适当宣传产品的文字和标识，如"国家级新药""中药保护品种""GMP 认证""名贵药材"等。

### （二）药品包装

药品包装分内包装和外包装。

**1. 内包装**　系指直接与药品接触的包装（如安瓿、西林瓶、铝箔、铝塑等）。①内包装应能保证药品在生产、运输、贮藏及使用过程中的质量，并便于医疗使用。②药品内包装分为Ⅰ、Ⅱ、Ⅲ三类，分类目录由国家食品药品监督管理局制定、公布。③内包装须经药品监督管理部门注册获得《药包材注册证书》后方可生产和使用。④药品内包装不得夹带任何未经批准的介绍和宣传产品或企业的文字、音像及其他资料。

**2. 外包装**　系指内包装以外的包装，按由里向外分为中包装和大包装。外包装应根据药品的特性选用不易破损的包装，以保证药品在运输、贮藏、使用过程中的质量。药品的每个最小销售单元的包装必须按照规定印有或贴有标签，并附有说明书。

### （三）药品标签

药品的标签是指药品包装上印有或者贴有的内容，分为内标签和外标签。药品的内标签应当包含药品通用名称、适应证或者功能主治、规格、用法用量、生产日期、产品批号、有效期、生产企业名称等内容。包装尺寸过小无法全部标明上述内容的，至少应当标注药品通用名称、规格、产品批号、有效期等内容。药品外标签应当注明药品通用名称、成分、性状、适应证或者功能主治、规格、用法用量、不良反应、禁忌、注意事项、贮藏、生产日期、产品批号、有效期、批准文号、生产企业等内容。适应证或者功能主治、用法用量、不良反应、禁忌、注意事项不能全部注明的，应当标出主要内容并注明"详见说明书"字样。同一药品生产企业生产的同一药品，药品规格和包装规格均相同的，其标签的内容、格式及颜色必须一致；药品规格或者包装规格不同的，其标签应当明显区别或者规格项明显标注。同一药品生产企业生产的同一药品，分别按处方药与非处方药管理的，两者的包装颜色应当明显区别。

### （四）中成药说明书

药品说明书包含了有关药品的安全性、有效性等基本科学信息，是医药人员和患者用药的依据，具有法律意义，必须十分重视。药品调剂人员应认真阅读理解药品说明书的内容，并以此指导患者合理使用和贮藏药品。如果对药品说明书一知半解，不但达不到指导患者合理用药的目的，还有可能导致患者服药发生错误，轻者影响疾病的治愈，重者还可能危及患者的生命。

1. 中成药说明书格式中所列的药品名称、性状、功能主治、用量用法、规格、贮藏项等内容，均应按各品种的国家药品标准的规定书写。

2. 中成药说明书格式中所列的药理作用、不良反应、禁忌、注意事项等内容，可按药品实际情况客观、科学地书写。若其中有些项目缺乏可靠的实验数据，则可以不写，说明书中不再保留该项标题。

3. 中成药说明书应列有以下内容：药品名称（通用名、汉语拼音）、主要药味、性状、药理作用、功能主治、用量用法、不良反应、禁忌、注意事项（孕妇及哺乳期妇女用药，儿童用药，药物相互作用和其他类型合用的相互作用，如与烟、酒）、规格、贮藏、包装、有效期、批准文号、生产企业（包括地址及联系电话）等内容。如某一项目尚不明确，应注明"尚不明确"字样；如明确无影响，应注明"无"。

## 任务三　复核与发药

### 📖 案例导入

**案例**：张女士在服用桂枝茯苓丸后，口唇发紫，经抢救无效死亡，药检部门对此中成药检测为合格药品，后经法医鉴定结论是：张女士是因咽喉异物堵塞窒息死亡。桂枝茯苓丸为大蜜丸，由于服用方法不当导致死亡。

**讨论：**假如你作为药师，在发药的时候怎么做能避免该悲剧的发生？

## 一、复核

调剂人员调配好处方，必须经过复核。中成药复核应由具备中药师及以上专业技术资格的药学人员负责。复核内容包括：

1. 再次全面审核一遍处方内容。

2. 逐个核对处方与调配的药品、规格、剂量、用法、用量是否一致。

3. 逐个检查药品外观质量是否合格，如形状、色、嗅、味和澄明度；确认有效期等无误。

4. 发现药品调配有错误时，应将处方和药品退回调配处方者，并及时更正。

核查无误，复核人员在处方相应处签字，以示负责。核对工作完成后转入发药环节。

## 二、发药

### （一）发药操作要点

发药是指将调配好并已核对好的药品发给患者的过程。发药是调配工作的最后一关，要不出差错，发药人员一定要思想高度集中。

**1. 核对处方与姓名**　询问患者姓名、年龄、门诊号（或住院号），确保将药品发给正确的患者，防止张冠李戴。严格执行五核对：核对姓名、处方编号、发票编号、配方剂数、处方发票金额，无误方可发出。

**2. 发药与交待**　将包装好的药剂，交付患者。按照药品说明书或者处方医嘱，向患者或其家属进行相应的用药交待与指导，包括每种药品的名称、用法、用量、注意事项等。

**3. 提供咨询服务**　当患者咨询有关用药问题时，药学人员应当热情、认真、详细、正确地予以解答，尽可能满足患者对用药知识的需求。使患者明确了解按医嘱用药的目的，增强患者用药的顺从性，达到治疗疾病的目的，直到患者或家属完全明白为止，以保证患者用药的安全、有效。

**4. 签字**　发药完成后，发药人要在处方相应处签名，以示负责。

### （二）中成药用药指导

#### 1. 中成药的用药方法

（1）内服法　常采用送服法，即用水或药引将成药经口送入体内。送服药物时注意，大蜜丸宜掰成小块吞服；肠溶片剂整粒吞服，不可压碎；液体药剂宜摇匀后服用；止咳、润喉的药液服后不必用水送服，使其在咽喉、食管挂一薄层效果更好；某些疾病若出现服药后呕吐，可先饮生姜汁少许或用生姜片擦舌之后服药。

对于小儿或吞咽有困难的患者，可采用调服法，即将药物用水调成稀糊状服用。茶剂、颗粒剂需用水冲泡后服用。

（2）外用法　包括：①涂撒患处：即运用外用油膏、外用散剂、药液等成药在洗净患处涂一薄层。②吹布患处：即用纸卷成直径2～3mm的小管，一端挑少许药粉，一端对准耳内、咽喉或牙龈等病灶将成药粉直接吹入。③贴患处：大膏药微热烘软后贴患处，小膏药、橡胶膏直接贴患处或规定部位。如遇外伤，待询问医生后方可使用。④纳入腔道：是将栓剂按医嘱纳入肛门或阴道的一种外治法。⑤其他外用方法：尚有滴耳、滴眼等。

### 2. 中成药用药注意

（1）饮食禁忌　服药饮食禁忌是指服药期间对某些食物的禁忌，俗称"忌口"，往往由于治疗需要，要求患者忌食某些有碍病情的食物或药物，以免影响药效或产生副作用。例如，伤风感冒或小儿出疹未透时，不宜食用生冷、酸涩、油腻的食物；治疗因气滞而引起的胸闷、腹胀时，不宜食用豆类和白薯。

知 识 链 接

#### 中成药服用期间的饮食注意

服药期间，一般而言应忌食生冷、辛热、油腻、腥膻等不易消化及有刺激性的食物，此外，根据病情的不同，饮食禁忌也有区别。

1. 热病应忌食辛辣、油腻、煎炸类食物。

2. 寒病应忌食生冷。

3. 胸痹患者应忌食肥肉、脂肪、动物内脏及烟、酒。

4. 肝阳上亢、头晕目眩、烦躁易怒等应忌食胡椒、辣椒、大蒜、白酒等辛热助阳之品。

5. 脾胃虚弱者应忌食油炸黏腻、寒冷固硬、不易消化的食物。

6. 疮疡、皮肤病患者，应忌食鱼、虾、蟹等腥膻发物及辛辣刺激性食品。

7. 忌萝卜：服用中药时不宜吃生萝卜（服理气化痰药除外），因萝卜有消食、破气等功效，特别是服用人参、黄芪等滋补类中药时，吃萝卜会削弱人参等的补益作用，降低药效而达不到治疗目的。

8. 忌浓茶：一般服用中药时不要喝浓茶，因为茶水里含有鞣酸，浓茶里含的鞣酸更多，与中药同服时会影响人体对中药有效成分的吸收，减低疗效。尤其在服用阿胶、银耳时，忌与茶水同服，同时服用会使茶叶中的鞣酸、生物碱等产生沉淀，影响人体吸收。如平时有喝茶习惯，可以少喝一些绿茶，而且最好在服药 2 ~ 3 小时后再喝。

（2）服药时间　在服药时间方面，一般慢性病，要定时服用。滋补药宜在饭后服用，以便药物同食物中的营养成分一起吸收。解表药煎后趁热服下，覆盖衣被，令其微汗。对胃有刺激性的药物，应在饭后服用，以减轻对胃肠道的刺激；安神药应在晚上临睡前服用。补阴药宜下午 18 ~ 20 时一次服，补阳药宜在早上 6 ~ 8 时服，以此保持药效与人体阴阳、脏气气津的消长一致。

# 任务四　药品不良反应监测管理和报告制度

## 案例导入

**案例：** 近十几年来，中成药不良反应发生几率增多。比如鱼腥草注射液的不良反应事件发生后，2006 年国家食品药品监督管理局印发的《关于暂停使用和审批鱼腥草注射液等 7 个注射剂的通告》，再如 2008 年发生的刺五加注射液事件以及备受关注的有关龙胆泻肝丸中关木通事件等。

**讨论：** 1. 请同学们查阅出这些不良反应事件发生的原因？

2. 熟知药品不良反应的报告程序。

## 一、药品不良反应

### （一）中药不良反应（ADR）分类

中药不良反应是指合格中药在正常用法、用量时出现与用药目的无关的或意外的有害反应，即在预防、诊断、治疗疾病或调节生理功能过程中，人接受正常剂量药物时出现的任何有伤害的和与用药目的无关的反应，包括中成药和中药饮片引起的不良反应。

不良反应有副作用、毒性作用、后遗效应、过敏效应、继发反应、特异性遗传因素等。

**1. 副作用**　在治疗剂量下伴随药物治疗作用而发生的一些与防治目的无关的作用。

**2. 毒性作用**　药物引起的生理生化机能异常和结构的病理变化。

**3. 过敏反应**　又称"变态反应"，即少数易致敏的患者对某些药物所发生的抗原抗体结合反应。

**4. 特异质反应**　指少数人应用某些药物后发生与药物的作用无关的反应。目前医学认为，特异质反应大多是由于个体酶缺陷所致，且与遗传有关。

**5. 致畸作用**　在妊娠期药物作用于胎儿，影响其正常发育，又称为胎儿毒性或妊娠毒性。

**6. 致癌作用** 可引起人体发生癌症的物质称为致癌因子，致癌因子一般可以分为遗传因子和环境因子两大类。

**7. 成瘾性** 某些药物经长期重复应用，停药后产生心理上的渴求，但有些药物停药后会产生病理表现，通常称为"成瘾性"。如含罂粟壳等麻醉中成药。

### （二）引起中药不良反应的原因

**1. 临床应用因素** 包括临床误用、滥用药物，采用不当的用药途径和用药时间，药物配伍不当等因素。

**2. 药物因素** 包括药理因素、化学成分因素和药物品质因素。其中药物的质量问题是中药不良反应的主要原因之一。如原药材品种混乱、应用不当、炮制不当、生产工艺不稳等造成药物质量不佳，极易引起不良反应。

**3. 机体因素** 包括性别、年龄、个体差异、生理状态等。不同性别、年龄、体质、生理状态的患者，对药物的敏感性、反应性、耐受性不同，容易引起不良反应。

## 二、药品不良反应报告制度和监测管理

原国家食品药品监督管理局和卫生部于 1999 年 11 月 25 日发布了《药品不良反应监测管理办法（试行）》。这标志着我国正式开始实施药品不良反应监测报告制度。《药品不良反应报告和监测管理办法》于 2010 年 12 月 13 日经原卫生部部务会议审议通过，自 2011 年 7 月 1 日起施行。目的是加强药品的上市后监管，规范药品不良反应报告和监测，及时、有效控制药品风险，保障公众用药安全。

### （一）药品不良反应监测的概念和意义

药品不良反应监测是对合格药品在正常用法、用量时出现与用药目的无关或意外的有害反应进行的监督和考察。

随着药物品种数量的增多及合并用药和长程疗法不断增加，药物不良反应的发生率和严重性日益被人们所认识。建立药品不良反应监测报告制度是在法律上维护人民用药安全的一种切实可行的重要措施。此制度可为评价、清理、改进或淘汰药品提供重要的科学依据；为临床用药提供信息；促进中药新药研制；促进临床合理用药；提高药物治疗和医疗质量；有利于国际药品信息的交流。

### （二）药品不良反应监测方法

**1. 自愿报告系统** 自愿报告系统又称"自愿呈报制度"。医师在诊治过程中认为患者某些症状可能为某种药品所致时，即可填报 ADR 报告表，通过一定程序呈报给监测机构。通过将大量分散资料的收集、积累、分析、反馈，对各种药品的安全性尽早提出警告，指导临床合理用药。一般的药品不良反应（ADR）病例报告流程见图 3-2-2。

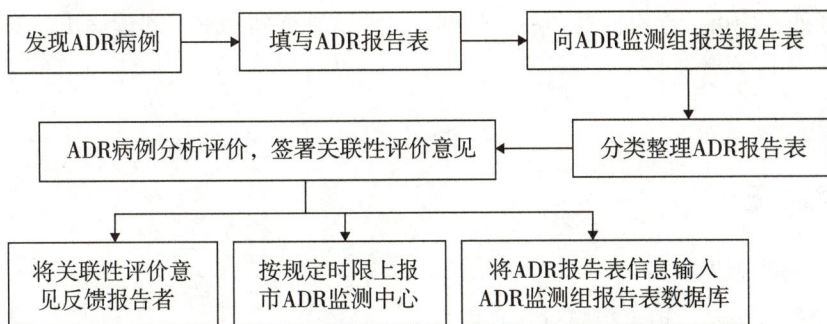

图 3 - 2 - 2　一般的药品不良反应（ADR）病例报告流程

**2. 医院集中监测系统**　以医院为单位，由护士、医师共同合作，在一定时间内根据研究目的详细记录药品使用情况、ADR 的发生情况，有目的地针对某种（或）某类药品的 ADR 发生率、频率分布、易致因素等进行的监测。医院集中监测可分为一般性监测和重点监测。

### （三）我国药品不良反应的监测报告范围

1. 上市 5 年以内的药品和列为国家重点监测的药品，须报告该药品引起的所有可疑不良反应。

2. 上市 5 年以上的药品主要报告该药品引起的严重、罕见或新的不良反应。

3. 中药不良反应监测除对上市药品 ADR 监测外，还应对应用中药材引起的人体伤害进行监测。

### （四）药品不良反应报告填写要求

按药品不良反应监测中心统一印制的《药品不良反应报告表》的要求，逐项认真填写，内容主要有：患者的一般情况；患者的用药情况、用药剂量、起止时间、合并用药情况；不良反应的表现及过程；患者原有疾病情况，是否因原有疾病引起并发症；患者本人及家族的药物过敏史；处理情况；不良反应结果；因果关系分析评价。目前，我国把因果关系分为不可能、可疑、可能、很可能、肯定 5 个级别。

### （五）注意事项

1. 做好药品不良反应登记报告工作　对患者反馈的用药不良反应，应及时收集记录，做好登记报告工作。

2. 主动了解患者的用药史　有些药品对某些患者可产生过敏反应，患者在就诊过程中，由于种种原因，对患者有过敏反应的药品可能会出现在处方中。因此，对一些易产生过敏反应的药品，药剂人员要主动了解患者的用药史，确定有无过敏反应史。对有过敏反应的药品，要及时让患者与处方医师联系更换，避免出现意外。

3. 询问病史，阅读病历　有时患者来医院，可能会先后在几个科室看病，不止一张处方,几张处方中可能会有同类药品。药剂人员要认真询问病史,阅读病历,避免重复用药等。

### 复习思考题

#### 一、单项选择题

1. 急诊处方药品一般不得超过几日用量(　　)

    A. 10 日　　　　　　　B. 3 日　　　　　　　C. 5 日　　　　　　　D. 7 日

    E. 15 日

2. 服用中成药饮食注意没有(　　)

    A. 少饮茶　　　　　　　　　　　　B. 忌食不易消化食物

    C. 忌食有刺激性的食物　　　　　　D. 皮肤病不可以吃发物

    E. 不喝水

3. 在调剂处方时必须做到"四查十对",其不属于四查的内容是(　　)

    A. 查处方　　　　B. 查药品　　　　C. 查配伍禁忌　　　　D. 查药品费用

    E. 查用药合理性

4. 处方调配的基本程序是(　　)

    A. 划价—收费—审方—调配—发药

    B. 收方—审方—划价—调配—复核—发药

    C. 划价—收费—收方—审方—调配—审方—发药

    D. 收方—审方—划价—调配

    E. 收方—划价—收费—调配

5. 开具中成药处方,每一种药品应当另起一行,每张处方不得超过(　　)种药品。

    A. 3　　　　　　　B. 4　　　　　　　C. 5　　　　　　　D. 6

    E. 7

6. 普通处方的印刷用纸为(　　)

    A. 白色　　　　　B. 淡黄色　　　　C. 淡绿色　　　　D. 淡红色

    E. 淡蓝色

7. 下列不属于处方正文的内容是(　　)

    A. 药品名称　　　B. 药品数量　　　C. 用法用量　　　D. 药品规格

    E. 临床诊断

8. 正常情况下,药师能够调配的处方只是(　　)

    A. 不规范处方　　　　　　　　　　B. 用药错误处方

C. 严重不合理用药处方　　　　　　　　　D. 不能判定其合法性的处方

E. 用药合理、规范的合法处方

9. 调配差错出现的原因不包括（　　　）

　　A. 处方辨认不清　　　　　　　　　　　B. 缩写不规范

　　C. 业务不熟练　　　　　　　　　　　　D. 药物有配伍禁忌

　　E. 规格不清楚

10. 药师审查处方时发现处方有涂改处，应采取的正确措施是（　　　）

　　A. 药师向上级药师请示批准后，在涂改处签字后即可调配

　　B. 让患者与处方医师联系写清楚

　　C. 药师向处方医师问明情况可与调配

　　D. 药师与处方医师联系，让医师在涂改处签字后方可调配

　　E. 药师只要看清即可调配

11. 引起中成药的不良反应的因素没有（　　　）

　　A. 临床合理用药　　　B. 个体差异　　　　C. 药物质量不佳　　　D. 用法用量

　　E. 用药途径不当

12. 对上市 5 年以内的药品，实行不良反应监测的内容是（　　　）

　　A. 严重的不良反应　　　　　　　　　　B. 罕见的不良反应

　　C. 新的不良反应　　　　　　　　　　　D. 所有可疑不良反应

　　E. 以上均包括

## 二、多项选择题

1. 对于涂改处方，描述错误的是（　　　）。

　　A. 中药师更改并调配　　　　　　　　　B. 直接调配

　　C. 医师更改或签字后调配　　　　　　　D. 执业药师签字后调配

　　E. 主管药师签字后调配

2. 在调剂处方时必须做到"四查十对"其属于十对的内容是（　　　）

　　A. 对科别、姓名、年龄　　　　　　　　B. 对药名、剂型、规格、数量

　　C. 对药品性状、用法用量　　　　　　　D. 对临床诊断

　　E. 对药理作用

3. 不良反应包括（　　　）。

　　A. 副作用　　　　　　B. 毒性作用　　　　C. 变态反应　　　　　　D. 特异质反应

　　E. 后遗效应

## 三、简答题

1. 中成药调剂常规与注意有哪些？

2. 什么是中成药的不良反应？药品不良反应报告填写要点有哪些？

3. 中成药调配中的"四查十对"包括哪些内容？

4. 中成药说明书包括哪些内容？

扫一扫，知答案

# 中药的贮藏与养护技术

## 项目一　中药库房日常管理

【学习目标】

知识要求

1. 熟悉中药库房的类型、库区的划分及色标管理规定。

2. 了解中药验收入库的管理规定；中药陈列原则与注意事项；中药在库管理的基本要求。

技能要求

1. 会中药验收入库的基本操作。

## 任务一　中药仓库及设施

**案例导入**

**案例：** 小王到某医院中药库房参观，他发现库房中的货架上方悬挂着不同颜色的标识牌，有绿色的、红色的、黄色的，他觉着很奇怪，就询问了库房的管理阿姨："为什么要用不同的颜色的标识牌？"库房阿姨告诉他，这是按照《药品经营质量管理规范》（GSP）的要求实行色标管理。

**讨论：** 库房储存药品实行色标管理的主要内容是什么？

中药因用量大、品种多，日常消耗量不确定，因此不论是医院药房还是社会药房，一旦开展中药调剂业务，必须配备中药库房。管理好中药库房，不仅能保证药品质量，满足日常调剂需要，而且可以减少药品积压，防止药品浪费，提高销售利润。

## 一、仓库的类型与库区划分

### （一）仓库的类型

依据《药品生产质量管理规范》（GMP）和《药品经营质量管理规范》（GSP）的要求，所有饮片生产或经营企业都应设常温库、阴凉库和冷库。

1. 常温库　指温度为 10～30℃，相对湿度为 35%～75% 的仓库。在库储存药品可以防止虫蛀、霉变及其他质量变异，要做好防潮、通风等工作。

2. 阴凉库　指温度不高于 20℃，相对湿度为 35%～75% 的仓库。主要用于储存一些化学成分不稳定的中药。

3. 冷库　指温度为 2～10℃，相对湿度为 35%～75% 的仓库。冷库一般存细（稀）贵药材或饮片和按规定冷藏的中成药。

### （二）库区划分与色标管理

依据《药品经营质量管理规范》的要求，根据药品经营企业规模和经营品种，一般药品批发企业和药品零售连锁企业仓库应划分为待验药品库（区）、合格药品库（区）、发货库（区）、不合格药品库（区）、退货药品库（区）等专用场所，经营中药饮片还应划分零货称取专库（区）或固定的饮片分装室。零售企业仓库应划分为待验药品区、合格药品区、不合格药品区、退货药品区。

库房储存药品，按质量状态实行色标管理：合格药品为绿色，不合格药品为红色，待确定药品为黄色。因此，待验药品库（区）和退货药品库（区）应设置为黄色；合格药品库（区）、零货称取专库（区）、发货库（区）应设置为绿色；不合格药品库（区）应设置为红色。

## 二、库内设施设备

库房内应当配备能使药品与地面之间有效隔离的设备，如药架、药柜等（图 4-1-1）；有避光、通风、防潮、防虫、防鼠等设备，如窗帘、空调、除湿机、挡鼠板、粘鼠板等；有能有效调控温度、湿度及进行室内外空气交换的设备；有自动监测、记录库房温度、湿度的设备（图 4-1-2）；有符合储存作业要求的照明设备；有用于零货拣选、拼箱发货操作及复核的作业区域和设备，如柜台等；经营特殊管理的药品需有符合国家规定的储存设施，如保险柜等；若经营冷藏、冷冻药品，还要配备制冷设备，如冰箱、冷柜等。此外，经营中药材、中药饮片，应当有养护工作场所，直接收购地产中药材的应当设置中药样品室（柜）。

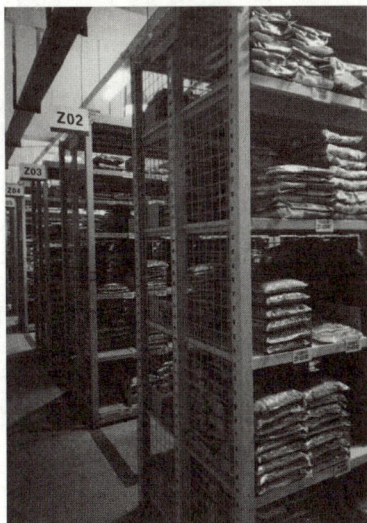

图 4 - 1 - 1　药架

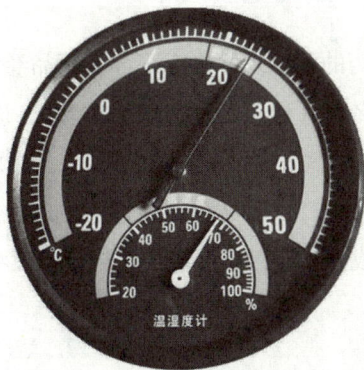

图 4 - 1 - 2　温湿度表

# 任务二　中药验收入库

## 📖 案例导入

**案例：** 小勇刚到某中药经营企业库房实习，一天来了一批中药饮片需验收入库，小勇在带教老师的带领下，对该批中药饮片进行了一系列核对和检查，并填写了验收入库单，完成了该批中药饮片的入库验收工作。

**讨论：** 怎样进行中药饮片验收入库？

药品验收入库是检查供货单位发来的货物是否符合要求，按合同对货物进行质量、数量的检查，以保证药品质量，减少差错，防止不合格药品入库。

## 一、中药饮片验收入库

1. 核对入库通知单上的饮片品名和数量是否与入库货物一致。

2. 检查箱（或袋）外标志或标签的记载是否相符或完整，如品名、规格、数量、生产企业、产品批号、生产日期等，并附有质量合格的标志。对实施批准文号管理的中药饮片需检查药品批准文号。

3. 检查包装的质量，外包装是否有破损、松散、油渍、潮湿、虫蛀等现象，内包装是否破损、渗漏。

4. 检查饮片的质量，饮片是否有霉斑、虫蛀、鼠咬、破碎、潮湿、异臭等现象。

5. 验收罂粟壳、毒性中药饮片必须有两名验收人员参加，并双人签字，专账记录。

且专库或专柜实行双人双锁管理，严禁与其他药品混杂。

6. 贵细中药验收入库应双人逐件验收、称量，并双人签字，专账记录。

## 二、中成药验收入库

中成药的验收入库也应符合《药品经营质量管理规范》的要求，其说明书需列有以下内容：药品名称（通用名称、汉语拼音）、成分、性状、功能主治、规格、用法用量、不良反应、禁忌、注意事项、药物相互作用、贮藏、包装、有效期、执行标准、批准文号、说明书修订日期、生产企业（企业名称、生产地址、邮政编码、电话和传真）。同时，对实施电子监管的中成药，经营企业应当按规定及时将数据上传至中国药品电子监管网系统平台。

# 任务三 中药在库管理

## 一、分类贮藏

国家《药品流通监督管理办法》中明确指出"中药材、中药饮片、化学药品、中成药应分别储存、分类存放"。此外，在《药品经营质量管理规范》中，关于药品的陈列，提出应"按剂型、用途以及储存要求分类陈列，因此对在库中药应施行分类贮藏管理。

### （一）中药饮片的在库分类贮藏

中药饮片品种多、规格多，将其进行分类管理，不仅方便货物进出，使账目条理清晰、核对方便，而且有利于日常养护。分类贮藏主要是把性质相似、易发生相同变化的中药归为一类，选择合适的贮藏环境，采取相应的保管措施，达到保护中药质量的目的。

**1. 根据形态进行分类储存** 如动物药、矿物药、植物药分开存放；植物药会按照根及根茎类、花叶类、果实种子类等分开存放。同时形态相近的中药为了防止混淆，也应分隔开一定距离存放，如葛根丁、茯苓丁；赤芍、地榆、拳参；防风、党参等。

**2. 根据功用进行分类储存** 如将滋补类、清热类饮片分别存放在不同的区域，以便使用时查找方便。

**3. 根据炮制规格不同分类储存** 如将清炒品、麸炒品、酒炙品、醋炙品、蜜炙品等分开存放。

**4. 根据养护要求和特殊管理规定来进行分类储存** 如矿物类药体积小、重量大、占地少，但该类药不易变质，可放在低层库房或下层货位。而动物类药易变质，可放在阴凉通风的中层库房或靠北边的货位。

### （二）中成药的在库分类贮藏

中成药一般按照剂型的性质特点，结合养护的要求进行分类贮藏。

**1. 液体及半固体制剂** 例如酒剂、糖浆剂、浸膏剂、膏药等，均对光和热敏感，应储存在阴凉干燥处。

**2. 一般固体中成药** 例如散剂、曲剂及一些丸剂（含脂肪、挥发油等品种以及水丸）、片剂（压制片）等，容易受潮、散气、发霉、虫蛀和泛油，应储存在密封库内。

**3. 特殊固体中成药** 例如一些丸剂、片剂、颗粒剂等对湿热敏感的中成药，可储存在干燥的库房。

## 二、在库检查

中药的在库检查就是对库存的中药质量、数量及库房自身维持系统等进行检查，以便及时了解其变化情况，从而采取相应的措施来保障中药质量。

### （一）检查方法和时间

对中药库房的检查一般采用定期检查和突击检查。定期检查就是固定期限来进行检查，可针对不同中药或所处季节确定不同的检查期限，如每天、每周、每月、每个季度或每半年进行检查；突击检查是在异常气候状况下或在发现有质量变化迹象的情况下，对库房中药进行的检查。通过这两种方法的结合，不仅能掌握在库中药的基本情况，还能及时发现异常情况。

### （二）检查内容与要求

检查的内容包括对在库中药本身质量、数量的检查，还包括对库房软、硬件的检查。检查的基本要求就是要及时、准确、真实地将检查情况进行记录。对库房软、硬件的检查主要是查看库房的温、湿度调控系统的维持状况，进、出库房物流及其他人流的管理情况，管理人员对相关管理规章制度的落实执行情况等，从而保障库房发挥应有的功能。对中药本身的检查包括查看其质量变异的情况，如霉变、虫蛀等，核对出入库的数量，即检查出、入库记录，对在库中药进行盘点。检查中发现的异常情况，要及时由质量管理部门按照确定的规章进行处置。

## 复习思考题

### 一、单项选择题

1. 药品经营企业在库药品实行色标管理，其中合格品库区色标为（　　）

    A. 红色　　　　　　　B. 黄色　　　　　　　C. 绿色　　　　　　　D. 橙色

    E. 紫色

2. 储存药品的冷库对温度的规定是（　　）

    A. 0℃以下　　　　　B. 0~4℃　　　　　　C. 2~10℃　　　　　　D. 0~10℃

　　　　E. 不大于20℃

3. 根据药品库区色标管理规定，退货药品库应设置为（　　　）

　　　　A. 红色　　　　　　B. 黄色　　　　　　C. 绿色　　　　　　D. 橙色

　　　　E. 蓝色

4. 根据药品库区色标管理规定，零货称取库应设置为（　　　）

　　　　A. 红色　　　　　　B. 黄色　　　　　　C. 绿色　　　　　　D. 橙色

　　　　E. 蓝色

5. 直接收购地产中药材的药品经营企业应当设置（　　　）

　　　　A. 冷藏柜　　　　　　B. 保险柜　　　　　　C. 样品柜　　　　　　D. 药柜

　　　　E. 保鲜柜

## 二、多项选择题

1. 药品在库检查的主要内容有（　　　）

　　　　A. 药品的数量　　　　　　　　　　B. 药品的质量

　　　　C. 药品库房的维持状况　　　　　　D. 药品的变异情况

　　　　E. 以上都不是

2. 以下关于中药分类储存说法正确的是（　　　）

　　　　A. 性质相似、易发生相同变化的中药一般储存在一起

　　　　B. 入药部位相同的中药一般储存在一起

　　　　C. 葛根丁和茯苓丁可以储存在一起

　　　　D. 一般功用相同的中药储存在一起

　　　　E. 养护要求相同的中药储存在一起

扫一扫，知答案

# 项目二　中药饮片的贮藏与养护

**【学习目标】**

知识要求

1. 熟悉中药饮片常见变异现象。

2. 熟悉中药饮片的贮藏方法及养护方法。

3. 了解引起中药饮片变异的因素。

技能要求

1. 会对常用中药饮片进行养护。

## 任务一　中药饮片贮藏常见变异现象及影响因素

### 案例导入

**案例：** 小张在某大药房中药调剂岗位实习，他发现进入梅雨季节后，药斗中的部分中药饮片很容易发霉变质，不得不进行更换。

**讨论：** 中药饮片贮藏常见变异现象和影响因素有哪些？

### 一、中药饮片常见变异现象

中药在运输、贮藏过程中，由于管理不当，可能出现虫蛀、发霉、泛油、变色、变味、风化等理化变化，影响中药的质量和疗效，这种现象称为中药变异现象。掌握各类中药的变异现象及特点，熟悉发生变异现象的原因，并积极地进行防治，是做好中药调剂工作的基础。

**1. 虫蛀**　虫蛀，是指昆虫侵入中药内部所引起的破坏作用。中药材及其制剂大都含有淀粉、脂肪、糖、蛋白质、氨基酸等，有利于害虫生长繁殖，所以容易生虫，常见的中药有白芷、天花粉、沙参等。

**2. 霉变**　霉变又称发霉，是指中药在适宜的温度（20～35℃）、湿度（相对湿度75%以上或中药含水量超过15%）和足够的营养条件下，其表面附着或内部寄生的霉菌繁殖滋生所引起的发霉现象。发霉的药物轻则颜色变化、气味走失，严重的变质败坏，以致有效成分发生变化而失效。易受霉变的中药有车前子、大青叶、马齿苋、独活、紫菀等。6～7月间是中药容易发生霉变的时期，应尽早采取预防措施。日晒、烘干、阴干、石灰干燥、化学熏蒸法均可防霉变。

**3. 泛油**　泛油，习称"走油"。是指因饮片中所含挥发油、油脂、糖类等，在受热或受潮时其表面返软、发粘、颜色变浑、呈现油状物质并发出油败气味的现象。含油脂多的饮片，常因受热而使其内部油脂易于溢出表面而造成走油现象，如柏子仁、桃仁、杏仁、炒苏子、当归、丁香、炒酸枣仁、炒莱菔子等。含糖量多的饮片，常因受潮而造成反软而"走油"，如牛膝、麦冬、天冬、熟地、黄精等。

**4. 变色**　变色，是指饮片的色泽起了变化，如由浅变深或由鲜变暗等。变色的中药往往变质失效，不能再供药用。变色的主要原因是中药所含化学成分不是很稳定（如含酚羟基成分），或由于酶的作用而发生氧化、聚合、水解等反应而产生新的有色物质。由于保管不善，某些药物的颜色由浅变深，如泽泻、白芷、山药等由白色变为黄色；有些药物由鲜艳变暗淡，如花类药红花、金银花等。因此，色泽的变化不仅改变饮片的外观，而且也影响药物的内在质量。

**5. 气味散失** 气味散失，是指饮片固有的气味在外界因素的影响下或贮藏日久气味散失或变淡薄。药物固有的气味，是由其所含的各种成分决定的，这些成分大多是治病的主要物质，如果气味散失或变淡薄，就会使药性受到影响，从而影响药效。

**6. 风化** 风化，是指某些含结晶水的盐类药物，经与干燥空气接触，日久逐渐失去结晶水，变为非结晶状的无水物质，从而变为粉末状，其质量和药性也随之发生了改变。如胆矾、硼砂、芒硝等。

**7. 潮解** 潮解，是指固体饮片吸收潮湿空气中的水分，其表面慢慢融化成液体状态的现象。如青盐、咸秋石、芒硝等药物，这些饮片一旦变异后更难贮藏。

**8. 粘连** 粘连，是指有些固体饮片，因受热发粘而连结在一起，使原来形态发生改变的现象，如芦荟、没药、阿胶、乳香、鹿角胶、龟甲胶、儿茶等。

**9. 升华** 升华指某些中药所含的挥发性成分在常温下由固态直接变为气态的现象。易升华的中药是经蒸馏冷却制备而成的含挥发性成分的结晶性物质，如樟脑、冰片、薄荷脑等。易升华中药的贮藏养护，宜采用小包装或小件严密固封。

**10. 挥发** 挥发指某些含挥发油的中药，因受温度和空气的影响，挥发油挥散失去油润，产生干枯或破裂的现象，如肉桂、厚朴等。对此宜控制温度，密闭存放。

**11. 腐烂** 腐烂是指某些新鲜中药存放过久或受温度影响而引起闷热，出现霉烂败坏的现象。如鲜生地、鲜生姜、鲜藿香、鲜薄荷等，饮片一旦腐烂即不能入药。因此对新鲜中药一般应随用随采，禁止长时间存放。

## 二、影响因素

影响中药饮片变异的因素很多，除药材本身的内在因素外，尚有温度、湿度、空气、日光、霉菌和虫害等外界环境因素，因此我们从内因和外因两个方面来展开讨论。

### （一）中约饮片变异的内因

中药饮片变异的内因主要有含水量、所含化学成分等。中药含水量是发霉、虫蛀、变色的重要影响因素。含有淀粉、糖类、蛋白质等营养物质较多的中药饮片，易生虫、发霉、遭鼠害等；含挥发油多的中药饮片易散失气味；含盐分较多的中药饮片易潮解。在贮藏时，应将中药饮片充分干燥，并根据中药化学成分的性质分类存放，防止变质现象的发生。

**1. 中药饮片的含水量** 中药饮片的含水量直接影响其质量与数量，是导致饮片变异的重要因素。

（1）水分与虫害的关系 在一定条件下，中药的含水量越高，虫害愈严重。相反，如果把含水量控制在一定标准下，就能抑制生虫或减少虫害的发生。所以，中药饮片的生虫与否和它的含水量有着重要的关系。

（2）水分与霉变的关系　霉菌附着的中药饮片中虽有必需的营养物质，但是这些物质如果没有适宜霉菌生长的水分，也是不易霉变的。水分越高，则霉菌新陈代谢的作用愈强，其生长繁殖也愈快，也就越易霉变。

（3）水分与潮解的关系　中药饮片发生潮解的主要原因是本身组成成分中含有可溶于水的物质，如大青盐主要成分是氯化钠，而氯化钠易溶于水，当空气中的相对湿度过大时，氯化钠分子与水分子产生反应，使氯化钠逐渐溶解。

（4）水分与软化的关系　中药的性质各不相同，有些软化现象受温度的影响，有些则是受湿度的影响。如含亲水基团的动物胶质阿胶、龟甲胶、鹿角胶等，当大量吸收空气中的水分后，开始发软。软化现象严重时也会造成质量的变化。

（5）水分与风化的关系　某些中药饮片的成分中含有一定的结晶水，当失去这部分水分时，其质量就随着发生变化。在一般情况下，空气中的相对湿度和中药的风化成反比，即空气中相对湿度越低，风化越快。

（6）水分与走味的关系　中药饮片本身含有多种成分，各自有着不同的气味，如含芳香挥发油的有香味，含苦味质的有苦味。这些成分中有些具有水溶性，当空气中的温、湿度变化时，这些成分就会散发和稀释，气味随之发生变化，质量受到影响。

（7）水分与其他质变的关系　空气温度升高而相对湿度下降，过于干燥后，中药所含的水分大量向空间散发，使其本身水分走失严重，中药饮片就会发生干裂、脆化、变形现象。由此可见，做好中药饮片储存工作，要对水分的管理高度重视。

**2. 中药饮片的化学成分**　中药饮片中含有多种化学物质，成分极为复杂。在中药饮片的炮制、贮藏过程中，其化学成分会发生变化，由此会引起质的改变，以致影响药效。

（1）生物碱类　生物碱广泛分布于植物界中。含有生物碱的中药，常因干燥的方法不适宜，其含量可能降低；同时此类中药因久与空气和日光接触，可能有部分氧化、分解而变质。故此类中药应避光贮藏。

（2）苷类　苷是存在于植物体各器官的细胞质或液泡中的一种复杂的有机化合物。苷类具有容易分解的性质，因此在植物采集后，必须用适当的温度迅速予以干燥。多数含苷植物可在 55～60℃ 干燥，在此温度下酶被破坏而失去作用。所以，含苷类的中药在贮藏时必须注意干燥，避免湿气的侵入，否则因酶的存在，或由于光线和微生物的影响，很容易使苷分解而失效。

（3）鞣质类　鞣质在植物界中分布极广，某些昆虫的虫瘿也含有大量的鞣质。含鞣质的药材露置空气及日光中，则渐渐变成棕黑色，特别是在碱性溶液中，更易氧化变色。防止鞣质氧化变色的方法，一方面要减少与氧接触，另一方面是破坏或抑制氧化酶的活性。此外含有鞣质的药材在加工过程中，使用不同的金属容器盛装，常可形成不同颜色，以致影响加工品的质量。因此，含有此类成分的药物在加工与贮藏时对容器及用具的选择十分重要。

（4）油脂类　脂肪和脂肪油（简称油脂）广泛存在于中药饮片中，如果实及种子类中药。新鲜油脂通常具有令人愉悦的气味，但是如果保存不当暴露在空气中，经光、热、湿或者微生物的作用，可产生一种特有的臭味，此现象称为"酸败"，故油脂应除去水分与杂质，盛满于密闭容器中，置于避光处保存。同样，含有大量油脂的中药饮片，必须密闭、避光贮藏于干燥、温度低的库房。

（5）挥发油类　含挥发油的中药宜保存在密闭容器中；大量贮存时必须堆放于凉爽避光的库房内；对温度必须控制；并且堆垛不宜紧密、重压。含挥发油药材的加工常采用较低温度干燥，一般不宜超过35℃，以免挥发油散失。某些含有挥发油的药材，其本身具有杀虫、杀菌的作用，因此在贮藏过程中，不仅自身在较差的外界条件下不霉不蛀（如丁香等），而且尚可使与其共存的其他中药避免虫蛀，如花椒、山鸡椒、大蒜等。

（6）植物色素类　植物色素主要分为黄酮类色素、醌类色素、类胡萝卜素类色素等，这些色素常常与葡萄糖等结合成苷类化合物。中药饮片的颜色不仅可作为鉴别中药品质的重要标志，同时也直接关系到药材加工质量的优劣。因此在加工贮藏过程中，要尽量防止变色，保持原有的色泽。鉴于有些色素比较稳定，而有些则易发生变化，加工处理时应特别注意。

### （二）中药饮片变异的外因

中药饮片在贮藏过程中，由于受外界因素的影响，极易发生各种变化。引起变化的外界因素主要有温度、湿度、空气、日光等，这些自然因素能使中药饮片产生复杂的物理、化学变化。变化的快慢、程度的大小，与中药同以上因素接触的时间、贮藏条件有密切的关系，而且各因素间又存在着相互促进或抑制的作用。

**1. 温度**　温度对于中药饮片的质量变异影响最大。大多数中药饮片在常温（10～30℃）下，化学成分基本稳定，利于贮藏。当温度升高时，中药饮片水分蒸发，出现干裂、破碎；加快所含成分的氧化、水解反应速度；导致泛油、气味散失亦加快；动物胶类和部分树脂类，会发生变软、变形、黏结等现象。为保证中药饮片的质量，应依据中药饮片性质和所含化学成分对外界环境要求，分别放置于阴凉库（不超过20℃）或常温库中进行分类管理。一般中药饮片应按照包装上所标识的条件进行贮藏，如没有标识则按照《中国药典》中的贮藏要求进行分类贮藏。

**2. 湿度**　湿度可直接引起中药饮片在贮藏时发生潮解、溶化、糖质分解、霉变等各种变化。中药的含水量与空气的湿度有密切关系。一般药物的含水量为10%～15%，如果因贮藏条件不善，饮片逐渐吸收空气中的水蒸气，会使含水量增加。若空气相对湿度在70%时，中药的绝对含水量不会有较大的改变。但是，当空气相对湿度在70%以上时，中药的含水量会随之增加，含糖质多的中药，如白糖参及蜜制品，会因吸潮而发软发霉乃至虫蛀；盐制药物（盐附子等）及钠盐类的矿物药（如芒硝等）会潮解溶化。当空气相对湿度在60%以下时，空气中的水蒸气含量即显著降低，中药的含水量会减少，含结晶水较多的矿物药，如胆矾（$CuSO_4 \cdot 5H_2O$）、芒硝（$Na_2SO_4 \cdot 10H_2O$）则易风化（失去结晶水）。叶类、花类、胶类中药因失水而干裂发脆。

**3. 空气**　空气中的氧和臭氧对药材的变质起着关键的作用。臭氧作为一个强氧化剂，可以加速药材中有机物质，特别是脂肪油的变质。

药材颜色的改变，氧也起着很大的作用，能使中药的色泽由浅加深。例如大黄、白芍、黄精等颜色的改变。含鞣质的某些皮类中药与空气接触后，内皮层表面极易氧化为棕红色或更深色，这种变色是氧化变色。因此，凡能因之为害的中药应密闭贮藏。

中药害虫生长发育全过程离不开氧，如中药堆件中的$O_2$降到1%~2%，在一定时间内大多数害虫就会因缺$O_2$而窒息死亡。此外，高浓度的$CO_2$和$N_2$等惰性气体，对中药害虫也有一定的麻醉和毒杀作用，所以中药养护的一种方法就是通过采取充$N_2$、充$CO_2$杀灭或抑制害虫。

**4. 日光**　长时间日光照射会促使中药成分发生氧化、分解、聚合等光化反应，如油脂的酸败、苷类及维生素的分解、色素破坏等，而引起中药变质。光线中的紫外线有较强的杀菌作用，根据这个原理，可用紫外线灯照射中药进行防霉杀菌。

**5. 霉菌和害虫**　霉菌和害虫对中药饮片的破坏最为常见，不过只要其他影响因素管控得好，霉菌和害虫的危害就能得到有效控制。

了解了中药饮片自身化学组成和性质，并熟悉了各种外界因素对中药饮片品质影响的规律，进行综合控制，就能在贮运过程中保持中药品质。

# 任务二　中药饮片的贮藏与养护技术

## 一、中药饮片的贮藏方法

中药饮片的贮藏是一项细致而复杂的工作，应根据饮片的特点、库存量、所处季节以及库房的设备条件等，进行妥善保管。常用贮藏方法有以下几种：

### （一）通风法

利用自然气候来调节库房的温度、湿度，以起到降温防潮的作用。合理通风可以使干燥的药物不受潮，一般应在晴天无雾及室外相对湿度低时开窗开门通风，反之则关窗关门。如不考虑室内外温度、湿度情况盲目通风，反而会使药物返潮，甚至带来不良后果。

### （二）吸潮法

为了保持库房贮药环境的干燥，除采取上述通风的方法来降低室内的温湿度外，还可用吸潮剂吸收空气中的水分和药物中的潮气，吸潮方法一般采用以下几种：

1. 选择较好的小库房，全部密封后放入吸潮剂，以减少库内湿度，保持贮藏环境的干燥。

2. 选择一定的容器（如缸、罐、皮箱、糊封后的木箱等），放入适量的石灰块，石灰块上放置药物，以吸收药物的潮气，保持其干燥。常用的吸潮剂有生石灰块（氯化钙），其吸潮率可达 20% ~ 25%；无水氯化钙，其吸潮率可达 100% ~ 120%。氯化钙吸潮后即溶化成液体，将其熔化物放在搪瓷缸内加热，待水分蒸发后恢复为块状固体，可继续使用。

### （三）密封法

密封法即隔绝法，是一种简单有效的保存方法。药物经严密封后可隔绝外界湿度、害虫等的侵入，保持其原来的品质，但在密封前必须注意以下条件：

1. 药物必须干燥。

2. 没有虫蛀现象。

3. 有些含有糖类易受潮的药物应提前密封。

4. 密封前应对药物进行严格检查。

### （四）对抗同贮法

对抗同贮，也称异性对抗驱虫养护，是利用不同品种的中药所散发的特殊气味、吸潮性能或特有驱虫去毒的化学成分的性质来防止另一种药材发生虫霉变质现象的一种贮藏方法，其作用机制均是利用一种特殊气味能驱虫去霉作用的中药（或植物或其他物品）与易生虫发霉的中药一起同放共存，从而达到防止中药生虫霉变的目的，实际上也就是相当于现代生物防治中类似以虫治虫，以药（药材）治药的一种形式。

经长期试验表明，常见对人畜无毒害而能防止仓贮中药虫害的植物、矿物、食物和中药均有很多，如灵香虫、除虫菊、闹羊花、吴茱萸、花椒、柚皮、黑白胡椒、野蒿、辣蓼、大蒜、苦楝、千里光、姜粉、干辣椒、油麦麸、花生油、菜籽油等。此外，草木灰、生石灰、硫黄、酒精、螃蟹壳、干海带等也有一定防毒除虫作用。常见的方法有：①泽泻、山药与牡丹皮同贮防虫保色；②藏红花可防冬虫夏草生虫；③蜜拌桂圆肉可保味保色；④大蒜防芡实、薏苡仁生虫；⑤细辛、花椒养护鹿茸；⑥姜可以防蜂蜜"涌潮"。

### （五）低温贮藏法

低温贮藏法是指利用机械制冷设备产生冷气，使中药饮片处于低温状态，以抑制霉菌、害虫生长和繁殖的一种贮藏方法。此法所用制冷设备一般是冰箱、冰柜，用以贮藏贵细药材，如西洋参、人参、冬虫夏草等。

此外，在中药饮片贮藏中需要注意季节变化，在气温高、雨水多、湿度大的季节，害虫、霉菌容易生长繁殖，饮片最易霉败变质，需特别注意。另外要及时掌握库存饮片质量的变化情况，做好入库前的检查，查看饮片的干燥程度、虫蛀情况、霉变情况等。对于饮片出库，一般采用"先进先出"的原则，随时更新库存；并对库存品定期检查，发现质量变异迹象，要及时采取措施。

## 二、中药饮片的养护技术

中药饮片养护是运用现代科学的方法研究中药饮片保管和影响中药饮片贮藏质量及其养护防患的一门综合性技术，是在继承中医药学遗产和劳动人民长期积累贮藏中药饮片经验的基础上，运用现代自然科学知识和方法来研究中药饮片贮藏理论和指导实践的基本技能。

中药饮片养护的最主要目的是预防中药饮片变异，确保中药饮片质量符合药用要求。养护是为了保障贮藏，养护是手段，贮藏是目的，因此贮藏方法和养护技术是有联系的，甚至是相通的。下边我们就中药饮片养护技术分别展开介绍。

### （一）干燥养护技术

干燥不仅能去除中药饮片中过多的水分，同时还能杀灭所带的霉菌、害虫及虫卵，起到防霉治虫的目的，达到久贮不变质的效果。常用的传统干燥方法有晒、晾、烘等，现代新型干燥方法还有微波干燥、远红外干燥等。

**1. 摊晾法** 摊晾法也称阴干法，即将中药置于室内或阴凉处，借助流动的空气，吹去水分而达到干燥的一种方法。该法适用于芳香性叶类、花类、果皮类及油性大的种子类药材，因为这些药材若用曝晒法会使挥发油损失，或引起其质地脆裂、走油、变色等。如陈皮常切成丝，水分多时易变软、霉烂，水分少则干脆易碎，增加损耗，将其在烈日下曝晒会导致干枯变色，因此只能用摊晾法干燥。又如柏子仁、杏仁、火麻仁等药材，采用摊晾法干燥，能避免走油降低质量。采用该法时，若能勤翻动，并增加通风，效果会更好。

**2. 烘干法** 烘干法是指借助适当的烘干设备，采用加热增温方法以达到去除饮片所含水分的一种干燥方法。该方法适合大多数中药饮片，且效率较高、省劳力，最重要的是不受天气的制约，随时需要随时就能烘干。另外，加热干燥还能杀虫驱霉，特别是采用烘箱来烘干饮片，其温度可以任意控制。

烘干饮片时必须根据药材的性质及对加工炮制品的要求，掌握烘干的温度、时间及其操作方法，分别对待，以免影响质量。同时，在烘干时，要勤观察，发现问题及时处理。若饮片较湿，在烘干初期，要注意隔段时间适当通风，及时排出水蒸气，能提高烘干效率；饮片堆积不能太厚，否则容易积热，引起失火。采用烘干法干燥饮片，一定要注意安全生产，防止事故发生。

**3. 石灰干燥法** 石灰干燥法即利用石灰的吸湿性能来对饮片进行干燥的一种方法，一般采用石灰箱、石灰缸或石灰吸潮袋进行干燥。凡中药饮片容易变色，价格较贵重，质娇嫩及易走油、溢糖或生虫霉变，回潮后不适宜曝晒或烘干的品种，宜用此法干燥，如白糖参、枸杞子、怀牛膝等，所放石灰量一般占石灰缸容量高度的 1/6～1/5 较适宜。

**4. 木炭干燥法**　木炭干燥法同石灰干燥法原理一样，一般先将木炭烘干或晒干，然后用牛皮纸包裹，将其夹置于容易受潮发霉的中药饮片内，可以随时吸收环境侵入的水分而防霉虫。使用木炭吸潮有以下优点：木炭性质稳定，不会与任何中药发生反应，使用方便，价格经济，可重复使用。一般可 1 个月烘干木炭 1 次，梅雨季根据具体情况，酌情增加木炭烘晒次数。

**5. 翻垛通风法**　翻垛通风法就是将垛底中药饮片翻到垛面，或堆成通风垛，使热气及水分散发。一般在梅雨季节或发现药材含水量较高时采用，为了增强通风效果，可利用电风扇、鼓风机等机械装置加速通风。

**6. 密封吸湿法**　密封吸湿法是贮藏方法中的密封法同养护方法中干燥法的结合，即将中药饮片密封在一定的空间内，采用合适的吸湿剂以吸收饮片中的水分，进而保证饮片的质量。

### （二）冷藏养护技术

冷藏养护技术基本同贮藏方法中的低温贮藏法类似，一般采用低温（2～10℃）来贮藏养护中药饮片，可以有效地防止不宜烘、晾中药的生虫、发霉、变色等变质现象发生。但此法需要一定的设备，费用较大，故主要用于贵重中药、特别容易霉蛀的药材以及无其他较好办法保管养护的中药。例如，夏季枸杞子极易吸潮变软、生虫，若将其烘干，容易导致枸杞子颜色变黄，但若采用冷藏法，会起到很好效果。

### （三）埋藏养护技术

埋藏养护技术就是将中药饮片直接或采用合适的包装包裹后埋置于适当的材料中，以达到干燥、隔热、隔潮、保鲜等目的的一种养护技术。该方法操作简单，使用方便，但应用有局限，只适用于部分中药饮片。

### （四）化学药剂养护技术

化学药剂养护技术是采用适当的化学药剂来喷淋或熏蒸中药饮片，起到抑制霉、虫生长，改善饮片外观色泽的一种养护方法。本法效果好、速度快、省时省力，因此曾经广泛应用。但随着人们保护环保意识的提高及对无公害"绿色中药"概念的重视，使化学药剂养护逐步在实际中减少使用，或被禁止使用。

### （五）对抗同贮养护技术

对抗同贮养护是利用不同性能的中药具有相互制约、防止质变的作用来进行中药贮藏保管的一种养护方法。其作用机理是运用一些有特殊气味，能起驱虫去霉作用的中药（或植物及其他物品）与易生虫发霉的中药一起存放，从而达到防止中药生虫霉变的目的。这实际上是我国传统医药对中药贮藏经验的长期积累，相当于现代生物防治，类似以虫治虫、以药（药材）治药的一种形式。一般有混入同贮法、层积共藏法、垫底覆盖包围法、拌入密闭贮藏法和喷雾撒粉法等不同方法。无论采用哪一种对抗同贮法来防治仓虫（霉），一定要实施于药材被蛀发霉以前，而不宜在其后进行，这样才能收到良好的防虫霉效果。

## 复习思考题

### 一、单项选择题

1. 一些含有易挥发性成分的中药饮片，其固有的气味在外界因素的影响下，或贮藏日久原有气味改变或变淡薄的现象称为（　　）

　　A. 变色　　　　　　B. 气味散失　　　　C. 升华　　　　　　D. 挥发

　　E. 酸败

2. 含结晶水的盐类中药，与干燥空气接触日久逐渐失去结晶水的现象称为（　　）

　　A. 升华　　　　　　B. 溶化　　　　　　C. 风化　　　　　　D. 灰化

　　E. 变化

3. 与石灰干燥法原理一样的养护方法是（　　）

　　A. 烘干法　　　　　B. 木炭干燥法　　　C. 红外线干燥法　　D. 翻垛通风法

　　E. 微波干燥法

### 二、多项选择题

1. 中药饮片发生质量变异的主要内因是（　　）

　　A. 饮片的数量　　　　　　　　　　B. 饮片的含水量

　　C. 饮片表面的霉菌量　　　　　　　D. 饮片的化学成分

　　E. 饮片炮制用辅料

2. 与中药饮片的含水量关系密切的变异现象有（　　）

　　A. 霉变　　　　　　B. 潮解　　　　　　C. 软化　　　　　　D. 风化

　　E. 虫蛀

3. 在中药饮片贮藏方法中与控制湿度有关的是（　　）

　　A. 通风法　　　　　B. 吸湿法　　　　　C. 密封法　　　　　D. 对抗同贮法

　　E. 低温贮藏法

### 三、简答题

1. 中药饮片常见的变异现象有哪些？

2. 中药饮片的贮藏养护方法包括那些？

扫一扫，知答案

# 项目三 中成药贮藏与养护技术

## 任务一 中成药贮藏常见变异现象及影响因素

### 案例导入

**案例：** 小美在家里打扫卫生，在抽屉中发现一盒未吃完的大山楂丸，拆开一看发现本该滋润柔软的大山楂丸，已经变硬，无法食用，只得扔垃圾桶了。

**讨论：** 中成药常见的变异现象有哪些？

### 一、中成药常见变异现象

中成药在贮藏过程中，由于受到外界诸多因素的影响，其质量不断发生变化。中成药常见的变质现象主要有以下几种。

**1. 虫蛀** 虫蛀原因是多方面的，主要与原材料的性质有关，其次是生产和运输过程中的污染以及包装封口不严等因素。变异现象往往从发现蛀口、蛀粉、害虫的分泌排泄物开始，直至变质，如蜜丸、水丸、散剂、茶曲剂等。

**2. 霉变** 霉变即发霉，指中成药外表或内部生长霉菌的现象，如蜜丸、膏滋、片剂等。中成药发霉是指在中成药表面或内部有霉菌生长的现象。霉菌是不形成大的子实体的丝状真菌类。常引起中成药发霉的霉菌有毛菌、根霉、黄曲霉、灰绿曲霉、青霉、灰绿青霉、镰刀霉、刺黑乌霉、念珠霉、葡萄状穗霉等。

**3. 发硬** 发硬多指蜜丸由于长期贮藏失去的水分过多，导致失润变硬。此外，外用膏药贮藏过久也可干枯变硬，失去黏性而不能使用。

**4. 粘连** 粘连是因受潮、受热而致变形粘在一起的现象，如感冒清热颗粒等原呈块状或颗粒状的药物，一经粘连即失去原来的形状，结块成饼，影响质量。

**5. 发酵** 发酵是指内服膏药或糖浆之类的中成药因受热、受潮，在酵母菌的作用下膨胀发酵酸败变质。易发生酸败的成药有合剂、酒剂、煎剂、糖浆剂等。

**6. 返砂** 返砂又称"返糖"，一般是指内服膏药由于蔗糖转化不够而使结晶析出，影响膏药的质量，如益母草膏等。

**7. 沉淀** 沉淀是指液体制剂的一种常见变质现象。由于灭菌操作不严，过滤不清，贮藏过久，pH 值影响等因素，使药物产生絮状沉淀而变质，例如药酒、口服液、针剂等。

**8. 变色、开裂** 变色、开裂一般是指各类片剂、丸剂等药品，由于受潮、受热和日光的影响，或贮藏日久而使之变色、开裂乃至影响质量，如牛黄解毒片等。

### 二、影响因素

中成药变异的影响因素同中药饮片一样也分外在因素和自身因素。

在贮藏过程中，外界影响因素主要有温度、湿度、空气、日光、微生物（霉菌）及害虫等，若养护不当，受其影响使中成药产生复杂的物理和化学变化而变质。

中成药质量变异的自身因素不外乎有组成中成药的原料药性质、生产工艺及方法、剂型、生产及包装环境、包装质量好坏等，即使同样的原材料，生产工艺及方法或剂型不同，其质变程度也不尽相同。

## 任务二　中成药的贮藏与养护

### 一、中成药的贮藏方法

中成药合理的贮藏保管方法，是保障用药安全、有效的重要环节。中成药因剂型不同，贮藏保管方法也不同。

**1. 散剂** 中药散剂贮藏保管的关键是防潮。一般散剂应用合适的包装材料密闭包装，放于阴凉干燥处存放，此外还要防止鼠害和虫蛀。

**2. 丸剂** 中药丸剂分为蜜丸、水蜜丸、水丸、糊丸、蜡丸和浓缩丸等类型。蜜丸、水蜜丸含蜂蜜，受潮易霉变、黏结、虫蛀、蜜味减失；水丸易干枯失泽，受潮易霉变、虫蛀；糊丸、浓缩丸也类同。因此，丸剂宜密封，置阴凉干燥处贮藏，防潮湿和微生物污染。

**3. 片剂** 中药片剂因含药材粉末或浸膏量较多，易吸收空气中的水分，使药片松散、破碎，甚至发霉变质。因此，片剂宜密封，在干燥阴凉处保存，严格防潮。

**4. 颗粒剂** 颗粒剂含有浸膏及大量糖粉、淀粉等辅料，极易受潮结块、发霉。通常装入塑料袋，袋口热熔封严，置于室内阴凉、干燥处，要遮光、防潮、防高温。

**5. 胶囊剂** 胶囊剂容易吸收水分，轻者可鼓胀，胶囊表面浑浊，严重时可霉变、粘连，甚至软化、破裂；遇热则易软化、粘连；但过于干燥，水分过少，则宜脆裂。因此应贮藏于密闭塑料袋内或玻璃、塑料瓶中，置于阴凉干燥处保管。

**6. 糖浆剂** 糖浆剂的常用辅料为蔗糖。蔗糖是一种营养物质，其水溶液很容易被霉菌、酵母菌等所污染，使糖浆被分解而酸败、混浊。盛装容器一般为容积不超过 500mL 的棕色细颈瓶，于灌装后密封，贮藏于室内阴凉干燥处，应避光、防潮、防热等。

**7. 含乙醇的中药制剂** 中药酊剂、药酒、流浸膏等制剂皆含乙醇（或白酒），具有良好的防腐作用，故贮藏过程中相对比较稳定。但由于乙醇易挥发，应密闭存放。夏季应避热，冬季应防冻，置于室内阴凉干燥处贮藏保管。

**8. 注射剂** 中药注射剂目前多是提取其水溶性有效成分制成。一些高分子化合物，如鞣质、树脂、树胶、色素等，在贮藏过程中可因条件的变化，发生氧化、水解、聚合等反应，逐渐出现浑浊或沉淀。宜避光、避热、防冻保管。

**9. 膏药** 多种膏药中含有挥发性药物，如冰片、樟脑、麝香等，如贮藏时间过久，有效成分易散失；如贮藏环境过热，膏药易渗过纸或布面；如贮藏环境过冷或吸湿，黏性降低，贴时易脱落。故宜密闭贮藏，置于干燥阴凉处，防热，防潮，避风保管。

**10. 栓剂** 栓剂是以可可豆油或甘油明胶等为基质而制成的，熔点较低，遇热容易软化变形。甘油明胶有很强的吸湿性，易吸湿而霉变。空气中湿度过低时，它又可析出水而干化。故在贮藏中，应以蜡纸、锡纸包裹，放于纸盒内或装于塑料或玻璃瓶中，注意不要挤压，以免互相接触发生粘连或变形。宜置于室内阴凉干燥处，最好贮藏在30℃以下。

**11. 合剂** 合剂成分复杂，久贮容易变质，故在制剂中应讲究清洁卫生，必要时加防腐剂，灌装后密封。应于防潮、遮光、凉爽处保存与养护。

**12. 茶剂** 茶剂制成后应先阴至半干，然后晒干或加热进行低温烘干，待充分干燥后放冷，每块以纸包或袋装，置木箱内贮藏。茶剂为药材粗粉，包装又简易，极易吸潮霉蛀，挥发油成分又易散失。故茶剂必须贮于干燥、通风处，严防受潮，最好不要久贮，约1年为宜。

## 二、中成药的养护技术

中成药的养护要比中药饮片的养护简单些，因中成药包装都经国家药品监督管理部门审核批准，符合规定要求，对药本身起到防护作用，能有效保障药品的质量。但结合中成药的不同剂型，下边介绍中成药养护注意事项。

**1. 遮光** 遮光是指用不透光或棕色的材料包装或遮盖。对日光照射后容易变质的中成药，要遮光保存。如存放在棕色瓶内，或用黑纸等不透光的材料遮盖。常见的糖浆剂常用深色瓶子盛装。

**2. 密闭和密封** 密闭是指将容器密闭，以防止尘土异物进入；密封是指将容器密封，以防止风化、吸潮、挥发或异物污染。密闭可防止昆虫、老鼠的侵入，密封可有效控制温湿度。怕生虫、怕冻、怕热、怕潮、怕过分干燥的中成药，可存放于密室、箱、柜、缸等密闭或密封环境内。

**3. 控制温度** 将中成药置于密闭的环境中，怕冻的给其加热保湿，怕热的给其降温或放置冷处（2～10℃）。

**4. 控制湿度** 将中成药置于密闭或封闭的环境中，湿度太大时，放入生石灰等吸湿剂吸湿或开启除湿机除湿；过分干燥时，可在密闭或封闭环境的底部洒水或用加湿器增加密闭或封闭环境中的水分含量，以加大湿度。

**5. 单独保管** 名贵、毒剧或其他特殊性质的中成药要专库（专柜）、专人保管养护，实行双人双锁管理。

**6. 消毒、杀虫、灭鼠** 库内要保持清洁，经常消毒；库外周围一定范围内要保持清洁卫生。定期采用适宜的方法杀灭库内害虫及老鼠。

---

## 复习思考题

### 一、单项选择题

1. 中药蜜丸不会发生的变异现象是（　　）

   A. 虫蛀　　　　　　B. 霉变　　　　　　C. 发硬　　　　　　D. 变色

   E. 沉淀

2. 中药散剂贮藏的关键是（　　）

   A. 防虫　　　　　　B. 防潮　　　　　　C. 防鼠　　　　　　D. 防热且防冻

3. 自身具有良好防腐作用的剂型是（　　）

   A. 注射剂　　　　　B. 合剂　　　　　　C. 栓剂　　　　　　D. 酊剂

   E. 膏药

### 二、多项选择题

1. 中成药养护的注意事项有（　　）

   A. 遮光　　　　　　B. 密闭　　　　　　C. 控制温度和湿度　　D. 消毒

   E. 单独保管

2. 以下关于中药片剂保管说法正确的是（　　）

   A. 中药片剂要密封存放　　　　　　B. 中药片剂要在干燥阴凉处存放

   C. 中药片剂的存放需防高温　　　　D. 中药片剂的存放应严格防潮

   E. 中药片剂必须用塑料瓶盛装

### 三、简答题

1. 中成药常见变异现象有哪些？

扫一扫，知答案

# 下 篇 技能训练

## 实训一 参观中药房

【实训目的】

1. 了解中药房的整体布局及主要设施设备。

2. 了解中药调剂员的主要工作内容。

3. 了解中药饮片"斗谱"的编排原则。

【实训工具与材料】

1. 工具 医院中药房或模拟中药房、药柜、调剂台、戥秤等。

2. 材料 纸和笔、各类中药。

【实训内容和要求】

1. 听取中药房负责人或带教老师介绍中药房的基本情况。

2. 分组参观学习中药房的整体布局及主要设施设备，并做好记录。

3. 了解中药调剂员的主要工作内容，并做好记录。

4. 了解中药饮片"斗谱"的编排原则，并做好记录。

【实训记录】

| 项　　目 | 内　　容 |
|---|---|
| 中药房主要设施设备 | |
| 中药调剂员的主要工作内容 | |
| 中药饮片"斗谱"的编排原则 | |

【思考】

1. 如何才能做一个合格的中药调剂员？

2. 写一篇参观后的感想或体会。

【实训效果评价】

参观中药房评价表

| 评价内容 | 技能要求 | 分值 | 得分 |
|---|---|---|---|
| 参观准备 | 提前对相关内容进行了预习 | 20 | |
| | 工作服、工作帽整洁无污物，佩戴整齐 | | |
| | 携带笔和笔记本 | | |
| 参观过程 | 遵守纪律，听从指挥，认真听讲，无大声喧哗 | 40 | |
| | 能认识中药房主要设施、设备 | | |
| | 知晓了中药调剂员的主要工作内容 | | |
| | 认真熟悉中药饮片"斗谱"的编排原则 | | |
| 参观结束 | 自觉保持中药房环境整洁 | 40 | |
| | 认真完成一篇参观后的感想或体会 | | |
| 成绩 | | 100 | |

# 实训二　中药饮片调剂工具的使用

【实训目的】

1. 熟悉戥秤的结构组成、量程范围。

2. 掌握戥秤的持握、校对方法，学会戥秤、冲钵的规范操作。

3. 能正确使用戥秤准确称取中药饮片和使用冲钵捣碎不同类饮片。

【实训工具与材料】

1. 工具　戥称、冲钵。

2. 材料　石膏、炙黄芪、山药、泽泻、薄荷、菟丝子、炒决明子、桃仁、法半夏、小包装纸等。

【实训内容及要求】

（一）认识和使用戥秤

1. 戥秤结构的识别　①互相指认提问，说出主要部位的名称；②根据不同重量，找戥星的位置。

2. 戥秤的校对　检查戥秤是否合格。

3. 使用戥秤称取　石膏9g，炙黄芪10g，山药12g，泽泻12g，薄荷9g，菟丝子10g，以上 6 种饮片，使用戥秤分别称取，置于小包装纸之上，相互检查操作的规范性和剂量的准确度。

### （二）用冲钵捣碎中药饮片

1. 捣碎炒决明子　用戥秤称取 10g 炒决明子，倒入已经清洁的冲钵内（注意勿使饮片散落台面），按捣碎规范动作，捣至呈均匀颗粒。将捣好的中药倒于小包装纸上，清理好冲钵。

2. 捣碎桃仁　用戥称称取 9g 桃仁，倒入已经清洁的冲钵内（注意勿使饮片散落台面），按捣碎规范动作，捣碎至泥状，倒于小包装纸上，清理好冲钵。

3. 捣碎法半夏　用戥称称取 9g 法半夏，倒入已经清洁的冲钵内（注意勿使饮片散落台面），按捣碎规范动作，捣至裂成 4~6 瓣，倒于小包装纸上，清理好冲钵。

### 【实训记录】

1. 画出戥秤的示意图　标明戥秤主要部位名称与量程。

2. 戥秤使用的规范操作步骤填表

| 步　骤 | 操作要点 |
| --- | --- |
| 准备 | |
| 对戥 | |
| 称取药物 | |
| 收戥 | |

3. 冲钵的规范操作要点填表

| 步　骤 | 操作要点 |
| --- | --- |
| 捣碎 | |
| 倒出中药 | |
| 清洁冲钵 | |

### 【思考】

哪些类饮片需要临用时捣碎？为什么？

### 【实训效果评价】

认识和使用戥秤评价表

| 评价内容 | 技能要求 | 分值 | 得分 |
|---|---|---|---|
| 戥秤的识别 | 1. 能准确地识别戥秤的主要组成部位<br>2. 能准确地识别戥秤的量程范围与刻度 | 20 | |
| 戥秤的校对 | 1. 在校对前对戥盘进行清洁<br>2. 校对时知道戥铊线所处的位置<br>3. 校对时准确地用右手抓取前纽<br>4. 校对时可以做到"齐眉对戥" | 20 | |
| 药物的称取 | 1. 可以根据称取的剂量选择前后毫与量程<br>2. 正确采取架戥方法持戥，移动戥砣线时拇指、中指、食指配合协调<br>3. 右手取药不撒药<br>4. 可以正确地加减饮片，使戥秤平衡 | 40 | |
| 实训态度 | 1. 工作服、工作帽整洁无污物，佩戴整齐<br>2. 不留长指甲、不染指甲<br>3. 实训前后工作环境保持整洁<br>4. 实训态度认真严肃，无大声喧哗 | 20 | |
| 成绩 | | 100 | |

用冲钵捣碎中药饮片评价表

| 评价内容 | 技能要求 | 分值 | 得分 |
|---|---|---|---|
| 冲钵的使用 | 1. 使用干净软布或鬃刷将冲钵内壁和杵棒擦拭或刷干净<br>2. 将药物倒入冲钵内，无外漏，所放体积约占冲钵内容积的1/5～1/4<br>3. 左手扶缸体，右手握杵棒，用手腕"甩劲"捣下，力量适中将药物破碎，两手配合无药物向外溅出<br>4. 左手手心向外、虎口朝下托起缸体，右手向内扳动杵棒，协助左手拿起缸体，翻腕使虎口朝上将药倒出，若药物稍有黏壁，可用杵棒头部敲击冲钵口，使得缸体振动，药物由缸底脱落，或用一圆头竹片刮下<br>5. 用软布擦拭冲钵内壁和杵棒，将杵棒放入缸体（有盖的需盖好缸盖），冲钵归位 | 50 | |
| 不同药物的捣碎 | 1. 可以将富含油脂的药物捣至泥状<br>2. 可以将坚硬的药物捣成一定碎颗粒<br>3. 可以将富含挥发油的药物捣成碎颗粒 | 30 | |

续 表

| 评价内容 | 技能要求 | 分值 | 得分 |
|---|---|---|---|
| 实训态度 | 1. 工作服、工作帽整洁无污物，佩戴整齐<br>2. 不留长指甲、不染指甲<br>3. 实训前后工作环境保持整洁<br>4. 实训态度认真严肃，无大声喧哗 | 20 | |
| 成绩 | | 100 | |

# 实训三　中药处方审查

## 【实训目的】

1. 能正确审核中药药名、配伍禁忌、妊娠禁忌、毒麻中药常用剂量。

2. 掌握审阅中药处方的技能技巧。

3. 熟悉审方的内容、方法及要求。

## 【实训工具与材料】

不合格中药饮片处方、记录纸、笔。

## 【实训内容及要求】

1. 审项（全面格式审查）。逐项审查下列中药饮片处方的前记、后记与正文等内容是否清晰、完整，并确认处方的合法性，记录存在问题。

### 处方一

××××医院处方笺

费别：自费　　　　公费　　　　医保　　　　处方编号：××××××××

姓名：×××　　　　性别：　　　　　　　　　年龄：19

科别：内科　　　　住院（门诊）号：　　　　日期：2017 年 2 月 8 日

住址/电话：××市×××区××路××街道××家属院××号楼

---

临床诊断：感冒

---

Rp：

荆芥 6g　　　　牛蒡子 9g　　　　金银花 12g　　　　连翘 15g

杏仁 9g　　　　薄荷 6g(后下)　　　淡竹叶　　　　　生甘草 5g

3 剂，每日煎服 1 剂，早晚各 1 次

医师：　　　　　　药费：

---

审核、调配：　　　　核对、发药：

**处方二**

×××× 医院处方笺

费别：自费　　　　　　公费　　　　　医保　　　　处方编号：×××××××

姓名：×××　　　　　性别：女　　　　　　　　年龄：

科别：内科　　　　　住院（门诊）号：　　　　　　日期：2017 年 4 月 10 日

住址/电话：××市×××区××路××街道××家属院××号楼

---

临床诊断：肾阴虚

---

Rp：

熟地黄 20g　　　　　山药 9g　　　　　　吴茱萸 9g　　　　　茯苓 9g

泽泻 9g　　　　　　　丹皮 9g

　　　　　　　　　　　　　　　　　　　/

　　　　　　5 剂，每日煎服 1 剂，早晚各 1 次

医师：×××　　　　　　　　　　药费：

---

审核、调配：　　　　　　　核对、发药：

**中药处方审查表**

| 中药处方审查项目 | 存在问题 | |
| --- | --- | --- |
| | 处方一 | 处方二 |
| 处方前记 | | |
| 处方正文 | | |
| 处方后记 | | |

2. 审查中药饮片处方正文。包括中药的名称、毒性药用量、配伍禁忌、药物并开、脚注、处方应付等内容，并填写下表：

**处方一**

合欢花 6g　　　　山茱萸 20g　　　白豆蔻 12g　　　砂仁 6g　　　旋覆花 8g

番木鳖 3g　　　　连翘 12g　　　　川连 12g　　　　通草 3g　　　白及 15g

降香 10g　　　　　附子 12g　　　　赤白芍各 12g　　葶苈子 10g

**处方二**

党参 12g　　　　　天花粉 15g　　　丁香 6g　　　　企边桂 8g　　　玄明粉 10g

附子 20g　　　　　荆防各 6g　　　　赤石脂 10g　　　雄黄 0.2g　　　滑石粉 20g

石膏 20g　　　　　甘草 5g

**处方三**

| | | | | |
|---|---|---|---|---|
| 陈皮 6g | 半夏 9g | 丁香 9g | 柴胡 9g | 郁金 10g |
| 辰砂 3g | 苍白术各 6g | 云苓 15g | 车前子 9g | 甘草 3g |

中药处方审查表

| 中药调剂处方审查项目 | | 处方一 | 处方二 | 处方二 |
|---|---|---|---|---|
| 审查处方 | 别名改成正名 | | | |
| | 毒性药是否超量 | | | |
| | 有无配伍禁忌 | | | |
| | 注明并开药物 | | | |
| | 有无特殊处理药物 | | | |
| | 处方应付 | | | |

【思考】

1. 中药处方审查要点有哪些?

2. 不合格处方应如何处理?

【实训效果评价】

请同学们在规定时间内审阅所给处方，并填写审方记录表。

---

××××医院处方笺

费别：自费　　　　公费　　　　医保　　　　处方编号：××××××××

姓名：×××　　　　性别：女　　　　　　　　年龄：

科别：内科　　　　住院（门诊）号：　　　　日期：2017 年 8 月 16 日

住址/电话：××市×××区××路××街道××家属院××号楼

---

临床诊断：风热感冒

---

Rp：

| | | | | |
|---|---|---|---|---|
| 双花 15g | 连翘 10g | 大力子 9g | 羌独活各 9g | 桔梗 6g |
| 海藻 6g | 半夏 12g | 陈皮 6g | 薄荷 9g | 甘草 6g |

3 剂，每日煎服 1 剂，早晚各 1 次

医师：×××　　　　　　药费：

---

审核、调配：　　　　　　核对、发药：

中药处方审查表

| 中药处方审查项目 | 分值 | 得分 |
|---|---|---|
| 处方格式审查 | 10 | |
| 别名改成正名 | 10 | |
| 审查药物剂量 | 20 | |
| 配伍禁忌审查 | 20 | |
| 注明并开药物 | 10 | |
| 有无特殊处理药物 | 20 | |
| 处方应付 | 10 | |
| 成绩 | 100 | |

# 实训四　计　价

## 【实训目的】

1. 学会计算处方总价的方法。

2. 能用计算器或算盘准确计算处方总价。

3. 培养学生认真、细致的工作态度。

## 【实训工具与材料】

1. 工具　计算器或算盘、签字笔。

2. 材料　中药饮片零售价格表和中药处方。

## 【实训内容及要求】

利用中药饮片零售价格参考表中提供的饮片零售价，使用计算器或算盘准确计算下列10个中药处方的价格。将每张处方的单价、总价和自费药金额计算结果填入实训记录表。有顶码的药在处方药名上方标出顶码。

中药饮片零售价格参考表

| 简码 | 药品名称 | 价格（元/g） | 药品名称 | 价格（元/g） | 药品名称 | 价格（元/g） |
|---|---|---|---|---|---|---|
| B | 白芍 | 0.068 | 薄荷 | 0.045 | 半枝莲 | 0.048 |
| | 白术 | 0.182 | 白花蛇舌草 | 0.045 | 半夏釉 | 0.15 |
| | 板蓝根 | 0.064 | 槟榔 | 0.13 | | |
| C | 川芎 | 0.11 | 炒枣仁 | 0.32 | 柴胡 | 0.26 |

续　表

| 简码 | 药品名称 | 价格（元/g） | 药品名称 | 价格（元/g） | 药品名称 | 价格（元/g） |
|---|---|---|---|---|---|---|
| | 草果 | 0.23 | 赤芍 | 0.14 | 菖蒲 | 0.098 |
| | 苍术 | 0.13 | 陈皮 | 0.042 | | |
| D | 当归 | 0.178 | 党参 | 0.136 | 大枣 | 0.048 |
| | 杜仲 | 0.085 | 大黄 | 0.18 | 丹皮 | 0.076 |
| | 淡竹叶 | 0.03 | 豆豉 | 0.05 | 独活 | 0.062 |
| F | 茯苓 | 0.05 | 茯神 | 0.16 | 防风 | 0.075 |
| | 佛手 | 0.24 | | | | |
| G | 钩藤 | 0.05 | 甘草 | 0.08 | 藁本 | 0.11 |
| | 干姜 | 0.06 | | | | |
| H | 黄芩 | 0.17 | 黄连 | 0.24 | 荷叶 | 0.07 |
| H | 荷梗 | 0.02 | 海藻 | 0.07 | 厚朴 | 0.082 |
| J | 寄生 | 0.09 | 菊花 | 0.12 | 桔梗 | 0.087 |
| K | 昆布 | 0.09 | L 连翘 | 0.05 | | |
| M | 麦冬 | 0.04 | 芒硝 | 0.065 | 木通 | 0.055 |
| | 蔓荆子 | 0.05 | 木香 | 0.09 | 木瓜 | 0.043 |
| | 马勃 | 0.07 | | | | |
| N | 牛膝 | 0.06 | 牛蒡子 | 0.13 | | |
| Q | 青皮 | 0.05 | 羌活 | 0.046 | | |
| R | 人参 | 0.85 | | | | |
| S | 熟地 | 0.06 | 石决明 | 0.02 | 射干 | 0.04 |
| | 升麻 | 0.08 | 水牛角 | 0.11 | 生地 | 0.05 |
| | 双花 | 0.23 | 石膏 | 0.03 | 山慈菇 | 0.13 |
| | 砂仁 | 0.56 | 苏叶 | 0.042 | 苏梗 | 0.035 |
| T | 天冬 | 0.12 | 天麻 | 0.36 | 桃仁 | 0.07 |
| W | 五味子 | 0.15 | 吴茱萸 | 0.088 | | |
| X | 玄参 | 0.078 | 夏枯草 | 0.05 | 香附 | 0.072 |
| Y | 远志 | 0.125 | 夜交藤 | 0.048 | 益母草 | 0.035 |
| Z | 炙甘草 | 0.085 | 炙黄芪 | 0.22 | 栀子 | 0.062 |
| | 枳实 | 0.050 | 枳壳 | 0.062 | 知母 | 0.092 |
| | 浙贝母 | 0.21 | | | | |

计价练习处方

| 序号 | 处方内容 | 剂数 |
|------|----------|------|
| 处方1 | 熟地 12g　川芎 9g　当归 9g　白芍 9g<br>人参 6g　茯苓 10g　白术 10g　炙甘草 9g | 5 |
| 处方2 | 党参 12g　天麦冬 24g　五味子 9g　炙黄芪 15g<br>远志 9g　大枣 10g　茯神 10g　炒枣仁 12g | 7 |
| 处方3 | 石决明 30g　栀子 10g　钩藤 10g　夜交藤 10g　牛膝 10<br>益母草 12g　天麻 10g　黄芩 6g　寄生 10g　杜仲 10 | 6 |
| 处方4 | 大黄 12g　当归 9g　芒硝 9g　厚朴 10g　枳实 9g<br>桔梗 10g　甘草 10g　人参 6g | 2 |
| 处方5 | 柴胡 10g　枳壳 10g　青皮 10g　槟榔 6g<br>荷叶梗 20g　草果 6g　黄芩 10g　甘草 6g | 5 |
| 处方6 | 黄连 9g　牛蒡子 9g　射干 9g　板蓝根 15g　连翘 12g<br>薄荷 6g　玄参 10g　甘草 3g　马勃 6g　升麻 9g | 6 |
| 处方7 | 水牛角 24g　生地 30g　丹皮 12g　双花 10g　赤芍 9g<br>木通 9g　淡竹叶 10g　菖蒲 6g　豆豉 6g　甘草 3g | 3 |
| 处方8 | 石膏 30g　知母 12g　菊花 12g　羌活 6g　独活 6g<br>藁本 6g　防风 9g　苍术 9g　蔓荆子 10g | 4 |
| 处方9 | 夏枯草 15g　半枝莲 15g　白花蛇舌草 15g　海藻 10g<br>昆布 10g　浙贝母 12g　香附 9g　桃仁 9g　山慈菇 10g | 7 |
| 处方10 | 吴茱萸 5g　木香 9g　砂仁 9g　木瓜 12g　干姜 10g<br>佛手 9g　苏叶梗各 9g　陈皮 6g　半夏粬 9g | 7 |

【实训记录】

实训记录表

| 处方号 | 1 | 2 | 3 | 4 | 5 | 6 | 7 | 8 | 9 | 10 |
|--------|---|---|---|---|---|---|---|---|---|----|
| 单价 | | | | | | | | | | |
| 自费药价 | | | | | | | | | | |
| 总价 | | | | | | | | | | |

【思考】

影响中药处方计价准确性的因素有哪些?

【实训效果评价】

计价实训成绩评价表（100 分）

| 考核内容 | 技能要求 | 分值 | 得分 |
|---|---|---|---|
| 计算方法 | 每味药价等于药的剂量乘以单价<br>（注：每味药价尾数不得进位或舍去） | 10 | |
| | 每剂药价等于各味药之和<br>（注：每剂药价尾数按四舍五入到分） | 10 | |
| | 处方药价等于每剂药价乘以剂数 | 10 | |
| | 并开药名中的单味药按总量的平均值计算 | 10 | |
| 常规要求 | 自费药价单列 | 10 | |
| | 不同规格或贵重药药价应在其药名的顶部注明 | 10 | |
| | 在处方药味四角处进行圈钩，作为原方标志 | 10 | |
| | 计价时使用蓝色或黑色钢笔、签字笔 | 10 | |
| | 将单价、总价填写在处方相应的位置 | 10 | |
| 准确度 | 计价准确无误 | 10 | |
| 成绩 | | 100 | |

# 实训五　中药处方调配

【实训目的】

1. 掌握处方调配步骤。

2. 掌握处方中出现通用名、并开药名的处理方法。

3. 掌握调剂中需特殊处理饮片的处理方法。

4. 掌握调配一方一剂与一方多剂操作的差异。

【实训工具与材料】

1. 工具　戥称、冲钵、药盘（大小包装纸/袋）。

2. 材料　处方、处方中对应中药饮片。

【实训内容及要求】

**1. 一方一剂处方调配实训**　以组为单位，每组一张处方，每人完成处方审核，并按照处方内容调配一剂。

**处方一**

<table>
<tr><td colspan="4" align="center">××××医院处方笺</td><td>普通处方</td></tr>
<tr><td>费别：自费</td><td>公费</td><td>医保√</td><td colspan="2">处方编号：×××××××</td></tr>
<tr><td>姓名：×××</td><td>性别：女</td><td colspan="3">年龄：12 岁</td></tr>
<tr><td>科别：内科</td><td>住院（门诊）号：</td><td colspan="3">日期：2017 年 8 月 16 日</td></tr>
<tr><td colspan="5">住址/电话：××市×××区××路××街道××家属院××号楼</td></tr>
</table>

临床诊断：外感风热

Rp：

| 双花 10g | 连翘 10g | 荆芥穗 12g |
|---|---|---|
| 薄荷 (后下)15g | 芦根 20g | 大力子 6g |
| 竹叶 8g | 杏仁 10g | 国老 5g |

1 剂，水煎服，每日 3 次分服。饮食清淡

医师：×××　　　　　　药费：18.5 元

审核、调配：　　　　　核对、发药：

**2. 一方多剂处方调配实训**　以组为单位，每组一个处方，每人完成处方审核，并按照处方内容调配三剂。

**处方二**

<table>
<tr><td colspan="4" align="center">××××医院处方笺</td><td>普通处方</td></tr>
<tr><td>费别：自费</td><td>公费</td><td>医保√</td><td colspan="2">处方编号：×××××××</td></tr>
<tr><td>姓名：×××</td><td>性别：男</td><td colspan="3">年龄：30 岁</td></tr>
<tr><td>科别：内科</td><td>住院（门诊）号：</td><td colspan="3">日期：2017 年 9 月 16 日</td></tr>
<tr><td colspan="5">住址/电话：××市×××区××路××街道××家属院××号楼</td></tr>
</table>

临床诊断：内热食积便秘

Rp：

| 将军 (后下)15g | 元明粉 (冲服)10g | 陈皮 12g |
|---|---|---|
| 焦三仙 10g | 厚朴 6g | |

3 剂，水煎服，每日 1 剂，每日 3 次分服。饮食清淡

医师：×××　　　　　　药费：36.8 元

审核、调配：　　　　　核对、发药：

【实训记录】

1. 写出调配的流程及调配中应遵循的原则和注意事项。

2. 写出调配一方一剂与一方多剂操作的差异和注意事项。

3. 调配规范操作步骤填表。

| 步 骤 | 操作要点 |
|---|---|
| 调配前准备 | |
| 校戥 | |
| 审方 | |
| 称量 | |
| 核对 | |

【实训效果评价】

一方一剂调配实训评价表

| 评价内容 | 技能要求 | 分值 | 得分 |
|---|---|---|---|
| 准备工作<br>（20分） | 着清洁白大褂，佩戴工作帽（前面不露头发），双手清洁，不留长指甲 | 4 | |
| | 检查戥称是否干净，戥线不绕，戥盘水平，检查冲钵是否干净 | 4 | |
| | 处方、药盘、冲钵、包装袋/纸整齐放置 | 4 | |
| | 持戥：左手持戥，手心向上，右手提纽 | 4 | |
| | 校戥：举戥齐眉，面向顾客，左手不接触戥 | 4 | |
| 调配<br>（80分） | 审方（指出特殊对待药材、并开药名、别称药材以及毒性药材） | 10 | |
| | 抓药：戥斗靠近，手心向上取药，反手入戥，无散落。不能用戥盘直接取药，否则不得分 | 3 | |
| | 摆药：除特殊处理药物外，余药按处方顺序依次间隔摆放 | 3 | |
| | 面向顾客展示，看一味抓一味，唱念处方 | 3 | |
| | 临时捣碎药品正确 | 2 | |
| | 捣药动作规范，匀而快，动作熟练 | 2 | |
| | 特殊煎煮药材，单包注明 | 5 | |
| | 逐味复查，认真核对，在调配处签名 | 2 | |
| | 在15分钟内完成，得20分；每超过一分钟扣1分；超过10分钟，调配不得分 | 20 | |

| 评价内容 | 技能要求 | 分值 | 得分 |
|---|---|---|---|
| 调配<br>（80分） | 单味剂量误差±2%得10分，每增加±1%扣1分，误差≥±5%不得分 | 10 | |
| | 全方剂量误差±5%得10分，每增加±2%扣1分，误差≥±10%不得分 | 10 | |
| 成绩 | | 100 | |

一方多剂调配实训评价表

| 评价内容 | 技能要求 | 分值 | 得分 |
|---|---|---|---|
| 准备工作<br>（20分） | 着清洁白大褂，佩戴工作帽（前面不露头发），双手清洁，不留长指甲 | 4 | |
| | 检查戥称是否干净，戥线不绕，戥盘水平，检查冲钵是否干净 | 4 | |
| | 处方、药盘、冲钵、包装袋/纸整齐放置 | 4 | |
| | 持戥：左手持戥，手心向上，右手提纽 | 4 | |
| | 校戥：举戥齐眉，面向顾客，左手不接触戥 | 4 | |
| 调配<br>（80分） | 审方（指出特殊对待药材、并开药名、别称药材以及毒性药材） | 5 | |
| | 抓药：戥斗靠近，手心向上取药，反手入戥，无散落。不能用戥盘直接取药，否则不得分 | 3 | |
| | 调配时逐剂减戥；一次未减戥称量或大把抓药或总量称定后凭经验估分的不得分 | 5 | |
| | 摆药：除特殊处理药物外，余药按处方顺序依次间隔摆放 | 3 | |
| | 面向顾客展示，看一味抓一味，唱念处方 | 3 | |
| | 临时捣碎药品正确 | 2 | |
| | 捣药动作规范，匀而快，动作熟练 | 2 | |
| | 特殊煎煮药材，单包注明 | 5 | |
| | 逐味复查，认真核对，调配处签名 | 2 | |
| | 在20分钟内完成，得20分；每超过一分钟扣1分；超过10分钟，调配不得分 | 20 | |
| | 单味剂量误差±2%得10分，每增加±1%扣1分，误差≥±5%不得分 | 10 | |
| | 每剂剂量误差±5%得10分，每增加±2%扣1分，每剂误差≥±10%不得分 | 10 | |
| 成绩 | | 100 | |

# 实训六 包 药

**【实训目的】**

1. 掌握特殊处理中药饮片小包的包装方法及要求。

2. 掌握中药饮片整方的包装方法及要求。

**【实训工具与材料】**

1. 工具 大包装纸（35cm×35cm）；小包装纸（16cm×16cm、18cm×18cm、20cm×20cm）。

2. 材料 车前子、人参、薄荷，混合中药饮片。

**【实训内容及要求】**

两名同学一组，互相计时并检查其包装是否美观牢固、有无饮片撒漏的情况。

1. 小包包装 学会特殊处理中药饮片小包的包装方法，根据饮片的药量和质地选择大小适宜的包装纸并规范地完成6g 车前子，9g 人参，12g 薄荷的小包包装。

2. 整方包装 学会整方包装的包装方法，规范完成100g 混合中药饮片的包装。

**【实训记录】**

1. 记录各项训练所用时间。

| 项目 | 第1次 | 第2次 | 第3次 | 第4次 | 第5次 |
|---|---|---|---|---|---|
| 长方形小包<br>（车前子） | | | | | |
| 梯形小包<br>（人参） | | | | | |
| 梯形小包<br>（薄荷） | | | | | |
| 单层纸梯形大包<br>（混合饮片） | | | | | |
| 单层纸燕窝包<br>（混合饮片） | | | | | |
| 双层纸包<br>（混合饮片） | | | | | |

**【思考】**

1. 通过实训练习，总结如何使得小包包装在不撒落饮片的前提下外观平整美观。

2. 通过实训练习，总结如何使得整方包装外观平整美观，关键的操作步骤是什么。

【实训效果评价】

包药实训评价表

| 项目 | 评价要求 | 分值 | 得分 |
|------|---------|------|------|
| 小包包装 | 1. 可以规范地完成小包（长方形小包、梯形纸小包）操作，动作努力做到熟练<br>2. 可以美观地完成小包包装，做到包面平整、四棱见线<br>3. 通过反复练习，可以迅速完成操作，每分钟完成 3 个小包 | 20 | |
| 单层纸梯形大包包装 | 1. 可以规范地完成单层纸梯形包包装操作，动作努力做到熟练<br>2. 可以美观地完成单层纸梯形包，做到包面平整、四棱见线<br>3. 通过反复练习，可以迅速完成操作，每分钟完成 1 个大包 | 20 | |
| 单层纸燕窝包包装 | 1. 可以规范地完成单层纸燕窝包装操作，动作努力做到熟练<br>2. 可以美观地完成单层纸燕窝包装，做到包面平整四棱见线<br>3. 通过反复练习，可以迅速完成操作，每分钟完成 1 个大包 | 20 | |
| 双层纸包装 | 1. 可以规范地完成双层纸包装操作，动作努力做到熟练<br>2. 可以美观地完成双层纸包装，做到包面平整、四棱见线<br>3. 通过反复练习，可以迅速完成操作，每分钟完成 2 个大包 | 30 | |
| 实训态度 | 1. 工作服、工作帽整洁无污物，佩戴整齐<br>2. 双手清洁，不留长指甲、不染指甲<br>3. 实训前后工作环境保持整洁<br>4. 实训态度认真严谨，不可大声喧哗 | 10 | |
| 成绩 | | 100 | |

# 实训七　发　药

【实训目的】

1. 掌握发药交代的具体内容。

2. 熟悉发药的整个操作流程及注意事项。

3. 学会发药服务礼仪，注意与患者交流的语言技巧。

【实训工具与材料】

1. 工具　叫号机。

2. 材料　调配完毕并包装好的桂枝汤、大承气汤、肾气丸、朱砂安神丸、保和丸。

【实训内容及操作】

两位同学组成一个实训小组，以角色扮演的形式，进行发药练习，互相给对方扮演患者，相互检查发药流程是否完整，发药交代是否准确。

1. 审查核对　发药人员需先审查处方，查看有无药物配伍禁忌、重复给药等现象，确认无误后再核对药品，核对检查剂数、附带药品是否齐全；内服、外用药是否用专用包装；外用药是否标明用法；包扎是否牢固，包装纸（袋）有无破损或污染。

2. 叫号核对　扫描处方条形码，点击"直接叫号"栏，呼叫患者，核对患者取药凭证，问清患者姓名、药剂剂数；查看交款凭证等。

3. 发药交代　叫号核对无误后，将药品交给患者（或取药者），并与其一起再次核对剂数、附带药等是否齐全。

发药同时向患者（或取药者）交代煎法、服法、服药时饮食禁忌以及处方中需特殊处理的药物或需另加的"药引"。特别是当有贵细药材或毒麻药品时，更应向其耐心细致地解释说明。发药人员应尽量解答患者（或取药者）的疑问，对于极复杂的问题可建议其到药物咨询窗口咨询。

4. 结束用语　"您的药齐了"。

5. 签字　发药人在处方"复核发药"栏签字或盖章。

6. 清场。

【实训记录】

1. 填写发药的整个操作流程表。

发药操作流程表

| 步　骤 | 操作要点 |
|---|---|
| 审查核对 | |
| 叫号核对 | |
| 发药及交代 | |
| 结束用语 | |
| 签字 | |

2. 填写发药差错登记表。

发药差错登记表

<table>
<tr><td colspan="6"></td><td>年</td><td>月</td><td>日</td></tr>
<tr><td>姓名</td><td>性别</td><td>年龄</td><td>就诊科室</td><td>门诊号</td><td rowspan="2">责任人</td><td colspan="3"></td></tr>
<tr><td></td><td></td><td></td><td></td><td></td><td colspan="3"></td></tr>
</table>

错误发生情况说明：

药品是否追回：

续　表

处理意见：

差错事故分析：

记录员：

【思考】
发药时，向患者（或取药者）交代错了汤药使用方法，会有哪些后果？

【实训效果评价】

发药实训评价表

| 评价内容 | 技能要求 | 分值 | 得分 |
|---|---|---|---|
| 发药 | 审查处方、核对药品 | 5 | |
| | 叫号核对 | 5 | |
| | 交代单包药的名称、煎法、服法、用法 | 15 | |
| | 交代药引的选取与使用 | 5 | |
| | 交代服药温度 | 10 | |
| | 交代服药方法（内服汤剂、外用汤剂） | 10 | |
| | 交代服药时间 | 15 | |
| | 交代服药剂量 | 10 | |
| | 交代饮食禁忌 | 15 | |
| | 发药服务礼仪 | 10 | |
| 成绩 | | 100 | |

# 实训八　社会药房中成药的陈列

【实训目的】

1. 熟悉零售药店药品陈列的原则和操作要求。
2. 掌握中成药陈列操作方法。

【实训工具与材料】

1. 工具　模拟药房、药柜、货架、标价牌等。

2. 材料　多种中成药。

【实训内容及要求】

（一）实训内容

1. 学生分为两组并推选组长一名。抽签确定一组按功效陈列（如清热解毒类、感冒类等），另一组按剂型陈列（如片剂、注射剂等）。

2. 每组根据抽到的类型（功效或剂型），参考消费者购买习惯及相关法规，讨论设计出中成药所在区域的货架上细分定位图。

3. 根据陈列原则按设计图对中成药的陈列具体操作。

4. 教师和组长对是否按时完成陈列工作进行检查。按陈列原则、要求和考核标准打分。

5. 教师除负责指导和点评外，与两个组长打分综合后得分最高者胜出。

（二）考核要求

1. 模拟药店从设施设备到制度、职责、经营许可证、标牌等硬件软件都要准备到位、齐全。整个布局、设计布置要具药店特点并基本符合 GSP 要求。

2. 中成药要事先准备相同的两份，包括处方药、非处方药和外用药。

3. 实训时间 90min，其中教师简要介绍 5min，组长组织讨论计划 15min，药品陈列用 60min，教师点评、打分、小结 10min。

4. 教师及每组打分人员可根据评分标准逐项适当扣分后直接得分。教师和两组长打分总和最高者胜出。

5. 教师实训介绍基础知识要强调 GSP 规定：药品应按剂型、用途或储存要求分类陈列和贮藏。其中药品与非药品、内服药与外用药、易串味药与一般药品应分开存放。处方药与非处方药应分柜陈列。

6. 药品陈列要注意突出特点，保持量感。采用醒目陈列、艺术陈列、重点陈列、季节与节日陈列等多种方便、实用、受消费者欢迎的陈列方法。

【实训记录】

1. 画出货架细分定位图。

2. 填写中成药陈列操作记录表。

中成药陈列操作记录表

| 步　骤 | 记录结果 | |
|---|---|---|
| 分组，推选组长 | 组长1： | 组长2： |
| 抽签确定陈列方法 | 组1： | 组2： |
| 设计货架细分定位图 | 是否清晰得当 | 是否清晰得当 |
| 陈列操作 | | |
| 时间 | | |
| 清场 | 是否及时、整洁 | 是否及时、整洁 |
| 整体效果 | | |

【思考】

举例哪些药品应置于处方药区？哪些药品应置于非处方药区？举例说明。

【实训效果评价】

中成药的陈列评价表

| 评价内容 | 技能要求 | 分值 | 得分 |
|---|---|---|---|
| 准备工作 | 1. 着装整洁，分工合作好，文明守纪<br>2. 设备、用品准备齐全、完好、到位 | 10 | |
| 总体布局要求 | 符合 GSP 要求，处方药与非处方药、内服药和外用药分开 | 20 | |
| 药品陈列 | 中成药按功用和剂型细分，定位准确、迅速 | 35 | |
| 实训结果 | 布局陈列美观、实用、方便 | 10 | |
| | 全组整体设计、布局陈列效果好 | 10 | |
| 时间 | 按时间完成 | 10 | |
| 清 | 清场及时，地面、桌面整洁 | 5 | |
| 成绩 | | 100 | |

# 实训九　中成药调剂

【实训目的】

1. 读懂中成药包装、标签及说明书的有关内容。

2. 学会中成药销售技巧并能解决问病售药中常见问题。

3. 学会中成药调剂正确的操作规程。

**【实训工具与材料】**

1. 工具　模拟药房、中成药柜、中药药架。

2. 材料　30 个中成药、10 张"问病荐药题目卷"。

**【实训内容及要求】**

1. 每人发 1 种中成药，仔细阅读药品包装、标签及说明书的内容。

2. 每组讨论感冒类中成药的使用，学习中成药的功效。

3. 每组抽取 1 张"问病荐药题目卷"交给老师，老师根据题目卷中显示的病证和症状，假扮患者，与各组的 1 名队员以问答的方式陈述症状。老师不能说出病证，只能在回答选手提问中描述症状（不超过 2 分钟），选手与老师问答完毕后，每组可集体商讨（不超过 2 分钟），最后各组只派一名选手作答。选手须回答三点：①老师假扮的患者是何病证？②根据病证推荐 2 种常见的中成药。③发药时给患者交代哪些注意事项？选手回答时间不超过 5 分钟。评委须简要记录选手的答题内容，现场给分。

**【实训记录】**

1. 工作记录　学生根据实训内容填写常见感冒类中成药分类表。

常见感冒类中成药分类表

| 感冒类分类 | 药名一 | 药名二 | 药名三 | 药名四 | 药名五 | 药名六 |
|---|---|---|---|---|---|---|
| 风寒感冒 | | | | | | |
| 风热感冒 | | | | | | |
| 暑湿感冒 | | | | | | |

**【思考】**

1. 描述各种感冒类疾病的临床表现和治疗常用的中成药品种。

2. 中成药调剂常规有哪些?

**【实训效果评价】**

问病荐药实训评价表

| 实训项目 | 评分标准 | 分值 | 得分 |
|---|---|---|---|
| 着装 | 统一着工作服，戴工作帽，干净整洁 | 10 | |
| 角色扮演 | 逼真 | 20 | |
| 问症状 | 正确 | 20 | |
| 推荐用药 | 正确 | 20 | |
| 注意事项 | 正确、齐全 | 20 | |

| 实训项目 | 评分标准 | 分值 | 得分 |
|---|---|---|---|
| 完成时间 | 超时扣分 | 10 | |
| 成绩 | | 100 | |

## 实训十　中药的贮藏与养护

### 【实训目的】

1. 熟悉中药饮片与中成药的贮藏与养护内容。

2. 学会填写中药饮片与中成药的养护检查记录表。

### 【实训工具与材料】

1. 工具　饮片架、成药柜、戥秤。

2. 材料

（1）中药饮片：防风、桔梗、泽泻、黄芩、大黄、炙甘草、枸杞子、柏子仁、佩兰、薄荷、金银花、红花、厚朴、肉桂、檀香、土鳖虫、蜈蚣、芒硝、冰片、龟甲胶，阿胶。

（2）中成药：银翘解毒丸（蜜丸，每丸重9g）、香砂养胃丸（水丸，每瓶装40g）、六味地黄丸（浓缩丸，每丸重0.18g）、冰硼散（每瓶装3g）、板蓝根颗粒（每袋装5g）、穿心莲片（薄膜衣片，每片重0.25g）、西瓜霜清咽含片（薄膜衣，每片重1.8g）、胃苏泡腾片（每片重2.3g）、脉血康肠溶片（每片重0.35g）、紫金锭（锭剂，每锭重0.3g）、川贝枇杷膏（煎膏剂，每瓶装100mL）、阿胶（胶剂，每盒装250g）、急支糖浆（糖浆剂，每瓶装100mL）、麝香壮骨膏（橡胶膏剂）、双黄连口服液（口服溶液剂，每支装10mL）、丹参滴丸（滴丸剂，每粒重35mg）、心脑康胶囊（胶囊剂，每粒装0.25g）、藿香正气软胶囊（软胶囊，每粒装0.45g）、国公酒（酒剂，每瓶装500mL）、复方土槿皮酊（酊剂，每瓶装15mL）、刺五加浸膏（浸膏剂，每瓶装50g）、罗汉果茶（茶剂，每块重14g）、柴胡注射液（注射液，每支装2mL）、镇江膏药（膏药，每张净重25g）、肿痛凝胶（凝胶剂，每瓶装30g）、烧伤止痛膏（软膏剂，每支装30g）、骨刺消痛涂膜剂（涂膜剂，每瓶装50g）、痔疮栓（栓剂，每粒重2g）、咽喉宁喷雾剂（喷雾剂，每瓶装20mL）、珍珠明目滴眼液（眼用制剂，每支装8mL）。

### 【实训内容与要求】

1. 以小组为单位，随机检查模拟库房中饮片架上10种饮片，对饮片的规格、数量、质量及贮藏状况进行检查，针对存在的问题选择适当的养护方法进行养护，并按中药饮片养护检查记录表的项目进行记录。

2. 以小组为单位，随机检查模拟中成药库中的 10 种中成药，对中成药的剂型、数量、质量及贮藏状况进行检查，分析存在的问题，选择适当的养护方法进行养护，并按中成药养护检查记录表的项目进行记录。

【实训记录】

1. 填写记录表

中药饮片养护检查记录表

| 序号 | 品名 | 数量 | 生产企业 | 生产批号 | 生产日期 | 质量状况 | 养护方法 | 养护人员 | 检查日期 |
|------|------|------|----------|----------|----------|----------|----------|----------|----------|
| 1 | | | | | | | | | |
| 2 | | | | | | | | | |
| 3 | | | | | | | | | |
| 4 | | | | | | | | | |
| 5 | | | | | | | | | |
| 6 | | | | | | | | | |
| 7 | | | | | | | | | |
| 8 | | | | | | | | | |
| 9 | | | | | | | | | |
| 10 | | | | | | | | | |

中成药养护检查记录表

| 序号 | 品名 | 剂型 | 数量 | 生产企业 | 生产批号 | 生产日期 | 质量状况 | 养护方法 | 养护人员 | 检查日期 |
|------|------|------|------|----------|----------|----------|----------|----------|----------|----------|
| 1 | | | | | | | | | | |
| 2 | | | | | | | | | | |
| 3 | | | | | | | | | | |
| 4 | | | | | | | | | | |
| 5 | | | | | | | | | | |
| 6 | | | | | | | | | | |
| 7 | | | | | | | | | | |
| 8 | | | | | | | | | | |
| 9 | | | | | | | | | | |
| 10 | | | | | | | | | | |

【讨论】

1. 针对中药饮片、中成药检查中发现的质量问题进行分析，找出原因。

2. 将所检查药品重新进行模拟库房存放设计，使其更加符合养护需要及在库管理规定。

**【实训效果评价】**

实训效果评价表

| 评价内容 | 技能要求 | 分值 | 得分 |
|---|---|---|---|
| 中药饮片养护检查记录表 | 每种中药饮片各项记录完整得 3 分，每缺 1 项扣 0.5 分，每种中药饮片扣完为止，不倒扣 | 30 | |
| 中成药养护检查记录表 | 每种中成药各项记录完整得 3 分，每缺 1 项扣 0.5 分，每种中成药扣完为止，不倒扣 | 30 | |
| 讨论问题 1 | 分析正确、详细、透彻得满分，对不合规定的酌情扣分，不分析者不得分 | 20 | |
| 讨论问题 2 | 设计合理，会灵活运用所学，有自己独到见解得满分，其他酌情扣分 | 20 | |
| 成绩 | | 100 | |

# 实训十一　中药调剂综合实训（中药传统技能大赛）

**【实训目的】**

1. 通过综合实训提高学生中药调剂技能水平。

2. 了解全国职业院校技能大赛——中药传统技能赛项中对中药调剂的有关要求。

**【实训工具与材料】**

1. 工具　戥秤（称量范围 0～50g、50～250g，精确度 1g）、秒表、电子秤（称量范围 3.0kg，精确度 0.1g）、药斗（长 40cm，宽 30cm，高 15cm）、小药铲、胶片（40cm×40cm）、压方板、包装纸（16cm×16cm，18cm×18cm，20cm×20cm）、纸袋（长 25cm、宽 18cm）、塑料袋、纱布袋、抹布。

2. 材料　处方、中药饮片。

**【实训内容及要求】**

1. 处方审核　全班同学在 10 分钟内对 2 个存在不规范之处的处方进行审方，并按要求在答题纸上作答，每个处方 5 处错误。（样题及答题纸附后）

2. 处方调配　采用无斗抓药的方式，每位同学在规定时间内（15 分钟）调配 8 味×3 付中药。要求调配操作规范，剂量准确，不撒、不漏，脚注处理合理，包装美观牢固、整齐规范。为节省时间，计价与捣碎工作已完成，同学们可忽略该程序。（参考处方附后）

## 【实训记录】

### 处方审核记录表

| 姓名 | 学号 | 处方 A（5 分） | 处方 B 得分（5 分） | 满分（10 分） |
|---|---|---|---|---|
|  |  |  |  |  |
|  |  |  |  |  |
|  |  |  |  |  |
|  |  |  |  |  |
|  |  |  |  |  |
|  |  |  |  |  |
|  |  |  |  |  |
|  |  |  |  |  |
|  |  |  |  |  |
|  |  |  |  |  |
|  |  |  |  |  |
|  |  |  |  |  |
|  |  |  |  |  |
|  |  |  |  |  |
|  |  |  |  |  |
|  |  |  |  |  |
|  |  |  |  |  |

### 处方调配记录表

| 学号 | 第一剂重量（克） | | 第二剂重量（克） | | 第三剂重量（克） | | 三剂总净重量（克） | 三剂总量误差率（%） | 单剂最大误差率（%） | 时间（分钟） | 成绩 |
|---|---|---|---|---|---|---|---|---|---|---|---|
|  | 毛 |  | 毛 |  | 毛 |  |  |  |  |  |  |
|  | 净 |  | 净 |  | 净 |  |  |  |  |  |  |
|  | 毛 |  | 毛 |  | 毛 |  |  |  |  |  |  |
|  | 净 |  | 净 |  | 净 |  |  |  |  |  |  |
|  | 毛 |  | 毛 |  | 毛 |  |  |  |  |  |  |
|  | 净 |  | 净 |  | 净 |  |  |  |  |  |  |

续　表

| 学号 | 第一剂重量（克） | 第二剂重量（克） | 第三剂重量（克） | 三剂总净重量（克） | 三剂总量误差率（%） | 单剂最大误差率（%） | 时间（分钟） | 成绩 |
|---|---|---|---|---|---|---|---|---|
| | 毛 | 毛 | 毛 | | | | | |
| | 净 | 净 | 净 | | | | | |
| | 毛 | 毛 | 毛 | | | | | |
| | 净 | 净 | 净 | | | | | |
| | 毛 | 毛 | 毛 | | | | | |
| | 净 | 净 | 净 | | | | | |
| | 毛 | 毛 | 毛 | | | | | |
| | 净 | 净 | 净 | | | | | |

【思考】如何在调配操作过程中做到又快又准。

【实训效果评价】

### 中药调剂审方评价表

| 项目 | 审方要求 | 扣分项目 | 得分 |
|---|---|---|---|
| 处方格式 | 处方前记从科别、日期、性别、年龄等是否符合《处方管理办法》中相关规定，找出处方中不规范之处 | | |
| | 处方后记从医师签名、剂数、药价、取药号等是否符合《处方管理办法》中相关规定，找出处方中不规范之处 | | |
| | 处方类别从普通处方、儿科处方、急诊处方、外用处方等是否符合《处方管理办法》中相关规定，找出处方中不规范之处 | | |
| 处方药物用名 | 处方药物用名以 2015 版《中国药典》为依据，正确书写药名和炮制品名，找出不规范药物用名 | | |
| 临床诊断 | 找出处方不规范适应证用语 | | |
| 配伍禁忌 | 妊娠禁忌、十九畏、十八反等配伍禁忌以 2015 版《中国药典》为依据，找出处方中不规范之处 | | |
| 有毒中药 | 有毒中药的限量以 2015 版《中国药典》为准。找出处方中有毒中药用量不规范之处 | | |
| 煎法服法用量 | 找出处方中煎法、服法、用量的不规范之处 | | |
| 特殊用法 | 先煎（以 2015 版《中国药典》为准） | | |
| | 后下（以 2015 版《中国药典》为准） | | |
| | 包煎（以 2015 版《中国药典》为准） | | |

一个处方中有 5 处不规范之处，全部找出者，得 5 分；找错一处或少一处或多一处，均扣 1 分

## 处方调配评价表

学号：_____ 处方号：_____ 调剂用时：_____ 成绩：_____

| 项目 | 要求与扣分标准 | 扣分项目 | 得分 |
|---|---|---|---|
| 1. 审核处方（10分） | 赛前单独进行，计算机系统阅卷评分 | | |
| 2. 验戥准备（5分） | 着装（束紧袖口）戴帽（前面不漏头发），衣帽清洁，双手清洁、指甲合格，得1分，否则扣1分 | | |
| | 检查戥子是否洁净，包装纸整齐放置，得1分，否则扣1分 | | |
| | 持戥（左手持戥，手心向上），查戥，校戥（面向顾客，左手不挨戥），得3分，否则扣3分 | | |
| 3. 分戥称量（5分） | 调配时逐剂减戥称量得5分；一次未减戥称量或大把抓药或总量称定后凭经验估分的扣1分 | | |
| 4. 按序调配、单味分列（10分） | 按序调配、单味分列、无混杂、无散落、无遗漏、无错配等现象得10分；称量排放顺序混乱扣1分；药物混杂扣1分；药物撒在台面上未拣回或撒在地上扣1分；每缺1味，扣5分；抓错一味药，调配不得分（扣10分） | | |
| 5. 单包注明（5分） | 应先煎、后下等特殊药物按规定单包并注明的得5分；脚注处理错误或未单包的扣5分，单包后未注明或标注错误的错一项扣1分 | | |
| 6. 复核装袋（10分） | 处方调配完毕后看方对药，认真核对，确认无误后装袋折口，处方签字、药袋上注明考号的得10分；核对不认真，没有看方对药的扣1分；存在缺味、错配现象没有发现的扣5分；装袋后未折口的扣1分，处方签字（大药袋写患者姓名、性别、年龄）不合要求的扣1分，药袋未标注工位号的扣1分 | | |
| 7. 发药交待（5分） | 发药交待的内容（煎煮器具、加水量、浸泡时间、煎药时间、饮食禁忌等）均按要求在药袋上注明的得5分；未注明的扣5分；标注时有漏项的每项扣1分 | | |
| 8. 及时清场（5分） | 调配工作完成后及时清场，做到物归原处、清洁戥盘、戥称复原、工作台整洁的得5分。戥盘未清洁扣1分；戥称未复原扣1分；工作台不整洁扣2分，中药洒落不清理扣1分 | | |
| 9. 总量误差率（15分） | 低于±1.00%的，得15分；±1.01%~2.00%的，扣3分（得12分）；±2.01%~3.00%的，扣6分（得9分）；±3.01%~4.00%的，扣9分（得6分）；±4.01%~5.00%的，扣12分（得3分）；超过±5.00%的不得分 | | |

续 表

| 项目 | 要求与扣分标准 | 扣分项目 | 得分 |
|---|---|---|---|
| 10. 单剂最大误差率（15 分） | 低于 ±1.00% 的，得 15 分；±1.01% ~2.00% 的，扣 3 分（得 12 分）；±2.01% ~3.00% 的，扣 6 分（得 9 分）；±3.01% ~4.00% 的，扣 9 分（得 6 分）；±4.01% ~5.00% 的，扣 12 分（得 3 分）；超过 ±5.00% 的不得分 | | |
| 11. 调配时间（15 分） | 在 9 分钟内完成的，得 15 分；在 9.01 ~10 分钟内完成的，得 14 分；在 10.01 ~11 分钟内完成的，得 13 分；在 11.01 ~12 分钟内完成的，得 12 分；在 12.01 ~13 分钟内完成的，得 11 分；在 13.01 ~14 分钟内完成的，得 10 分；在 14.01 ~15 分钟内完成的，得 5 分；超过 15 分钟，调配不得分 | | |
| 合计 | | | |

附：1. 处方审核样题及答题纸

处方审核样题及答题纸

姓名＿＿＿＿＿＿＿＿ 学号＿＿＿＿＿＿＿＿ 得分＿＿＿＿＿＿＿＿

| 处方 A1 | ×××医院处方笺 | | 普通处方 |
|---|---|---|---|

科别 中医科　　　　门诊号 GS20171205　　　　2007 年 5 月 13 日

姓名 严晓花　　　　性别 女　　　　　　　　年龄 50 岁

临床诊断 食积

R：

| 炒山楂 18g | 炒白术 12g | 莱菔子 6g |
|---|---|---|
| 法半夏 12g | 茯苓 9g | 陈皮 6g |
| 连翘 6g | 木香后下 6g | 萝卜子 6g |
| 北沙参 9g | 甘草 6g | |

每日 1 剂，水煎，饭前服，每日两次

医师：刘佳音　　　　剂数：3

药价：　　　　　　　计价人：

调配：　　　　核对：　　　　　发药：

取药号：

（请在下列 8 个选项的备选答案中选出处方的 5 个错误，其中"临床诊断错误"出现 4 个不同选项时，应选出诊断的正确答案）

1□ 处方类别错误

A. 普通处方　　　　B. 儿科处方　　　　C. 急诊处方　　　　D. 外用处方

2□ 处方前记错误

A. 科别　　　　　　B. 日期　　　　　　C. 姓名　　　　　　D. 年龄

3□ 临床诊断错误

A. 食积证　　　　　B. 食积证　　　　　C. 食积证　　　　　D. 食积证

4□ 处方药名错误

A. 莱菔子　　　　　B. 炒白术　　　　　C. 木香　　　　　　D. 萝卜子

5□ 配伍禁忌错误

A. 莱菔子与木香　　B. 法半夏与木香　　C. 莱菔子与甘草　　D. 法半夏与甘草

6□ 有毒中药超量

A. 莱菔子　　　　　B. 法半夏　　　　　C. 木香　　　　　　D. 萝卜子

7□ 煎法服法错误

A. 每日1剂　　　　B. 水煎服　　　　　C. 饭前服　　　　　D. 煎汤剂

8□ 特殊用法错误

A. 莱菔子　　　　　B. 炒白术　　　　　C. 木香　　　　　　D. 萝卜子

| 1 | | 2 | | 3 | | 4 | |
|---|---|---|---|---|---|---|---|
| 5 | | 6 | | 7 | | 8 | |

| 处方 B1 | ××××医院处方笺 | 普通处方 |
|---|---|---|

科别 中医科　　　　门诊号 GS20170510　　　　　　2007 年 5 月 13 日

姓名 王强　　　　　性别 男　　　　　　　年龄 55 岁

临床诊断　外感风寒湿邪兼内有蕴热

R:

| 羌独活 9g | 防风 9g | 苍术 9g |
|---|---|---|
| 细辛 3g | 白芷 6g | 川芎 6g |
| 地黄 6g | 黄芩 6g | 制甘遂 3g |
| 甘草 6g | | |

每日 1 剂，水煎，早晚各 1 次，冷服

医师：刘佳音　　　　　　　剂数：3

药价：　　　　　　　　计价人：

调配：　　　　核对：　　　　　　发药：

取药号：

（请在下列 8 个选项的备选答案中选出处方的 5 个错误，其中"临床诊断错误"出现 4 个不同选项时，应选出诊断的正确答案）

1□　处方类别错误

A. 普通处方　　　B. 儿科处方　　　C. 急诊处方　　　D. 外用处方

2□　处方前记错误

A. 科别　　　　　B. 日期　　　　　C. 姓名　　　　　D. 年龄

3□　临床诊断错误

A. 外感风寒　　　B. 外感风寒　　　C. 外感风寒　　　D. 外感风寒

4□　处方用名错误

A. 羌独活　　　　B. 川芎　　　　　C. 制甘遂　　　　D. 甘草

5□　配伍禁忌、妊娠禁忌错误

A. 羌独活与甘草　B. 制甘遂与甘草　C. 羌独活与川穹　D. 制甘遂与川芎

6□　有毒中药超量

A. 羌独活　　　　B. 川芎　　　　　C. 制甘遂　　　　D. 细辛

7□　煎法服法错误

A. 每日 1 剂　　　B. 水煎服　　　　C. 早晚各 1 次　　D. 冷服

8□ | 特殊用法错误 |

A. 羌独活　　　　　B. 川芎　　　　　C. 制甘遂　　　　　D. 细辛

| 1 | | 2 | | 3 | | 4 | |
| 5 | | 6 | | 7 | | 8 | |

2. 中药调配参考处方

| 处方　A | ×××医院处方笺 | 普通处方 |
|---|---|---|

科别　中医科　　　　　门诊号　GT20170401　　　　　2017 年 5 月 13 日

姓名　肖勇　　　　　性别　男　　　　　年龄　42 岁

临床诊断　膏淋

R：

地骨皮 9g　　　　　桑白皮 9g　　　　　鱼腥草 9g

车前子包煎 9g　　　　车前草 9g　　　　　北沙参 10g

茯苓 12g　　　　　瞿麦 9g

/

每日 1 剂，水煎服，早晚各 1 次

医师：刘佳音　　　　　剂数：3

药价：19.20 元　　　　　计价人：方芳

调配：　　　　　核对：　　　　　发药：

取药号：004

| 处方　B | ×××医院处方笺 | 普通处方 |
|---|---|---|

科别　中医科　　　　　门诊号　GT20170301　　　　　2017 年 5 月 13 日

姓名　王月娥　　　　　性别　女　　　　　年龄　65 岁

临床诊断　肺热咳喘

R：

薄荷后下 6g　　　　　麦冬 9g　　　　　知母 9g

前胡 9g　　　　　桔梗 12g　　　　　百部 12g

黄芩 10g　　　　　鱼腥草 12g

/

每日 1 剂，水煎服，早晚各 1 次

医师：刘佳音　　　　　剂数：3

药价：21.82 元　　　　　计价人：方芳

调配：　　　　　核对：　　　　　发药：

取药号：003

| 处方 C | | ×××医院处方笺 | | 普通处方 |
|---|---|---|---|---|

科别　中医科　　　　门诊号　GT20170707　　　　2017 年 5 月 13 日

姓名　冯美娜　　　　性别　女　　　　　　年龄　23 岁

临床诊断　肺风粉刺

R：

| 合欢皮 9g | 地骨皮 12g | 仙鹤草 9g |
|---|---|---|
| 珍珠母（先煎）10g | 蛇床子 9g | 知母 9g |
| 麦冬 12g | 前胡 9g | |

／

每日 1 剂，水煎服，早晚各 1 次

医师：刘佳音　　　　　　　　剂数：3

药价：17.22 元　　　　　　　计价人：方芳

调配：　　　　核对：　　　　　　发药：

取药号：007

| 处方 C | | ×××医院处方笺 | | 普通处方 |
|---|---|---|---|---|

科别　中医科　　　　门诊号　GT20170906　　　　2017 年 5 月 13 日

姓名　刘香兰　　　　性别　女　　　　　　年龄　56 岁

临床诊断　肺痈

R：

| 桑白皮 12g | 地骨皮 12g | 鱼腥草 9g |
|---|---|---|
| 葶苈子（包煎）6g | 车前草 9g | 茯苓 9g |
| 麦冬 12g | 北沙参 9g | |

／

每日 1 剂，水煎服，早晚各 1 次

医师：刘佳音　　　　　　　　剂数：3

药价：21.09 元　　　　　　　计价人：方芳

调配：　　　　核对：　　　　　　发药：

取药号：009

# 附录1

# 处方管理办法

## 第一章 总 则

**第一条** 为规范处方管理，提高处方质量，促进合理用药，保障医疗安全，根据《执业医师法》《药品管理法》《医疗机构管理条例》《麻醉药品和精神药品管理条例》等有关法律、法规，制定本办法。

**第二条** 本办法所称处方，是指由注册的执业医师和执业助理医师（以下简称医师）在诊疗活动中为患者开具的，由取得药学专业技术职务任职资格的药学专业技术人员（以下简称药师）审核、调配、核对，并作为患者用药凭证的医疗文书。处方包括医疗机构病区用药医嘱单。

本办法适用于与处方开具、调剂、保管相关的医疗机构及其人员。

**第三条** 卫生部负责全国处方开具、调剂、保管相关工作的监督管理。

县级以上地方卫生行政部门负责本行政区域内处方开具、调剂、保管相关工作的监督管理。

**第四条** 医师开具处方和药师调剂处方应当遵循安全、有效、经济的原则。

处方药应当凭医师处方销售、调剂和使用。

## 第二章 处方管理的一般规定

**第五条** 处方标准（附件1）由卫生部统一规定，处方格式由省、自治区、直辖市卫生行政部门（以下简称省级卫生行政部门）统一制定，处方由医疗机构按照规定的标准和格式印制。

**第六条** 处方书写应当符合下列规则：

（一）患者一般情况、临床诊断填写清晰、完整，并与病历记载相一致。

（二）每张处方限于一名患者的用药。

（三）字迹清楚，不得涂改；如需修改，应当在修改处签名并注明修改日期。

（四）药品名称应当使用规范的中文名称书写，没有中文名称的可以使用规范的英文名称书写；医疗机构或者医师、药师不得自行编制药品缩写名称或者使用代号；书写药品名称、剂量、规格、用法、用量要准确规范，药品用法可用规范的中文、英文、拉丁文或者缩写体书写，但不得使用"遵医嘱""自用"等含糊不清字句。

（五）患者年龄应当填写实足年龄，新生儿、婴幼儿写日、月龄，必要时要注明体重。

（六）西药和中成药可以分别开具处方，也可以开具一张处方，中药饮片应当单独开具处方。

（七）开具西药、中成药处方，每一种药品应当另起一行，每张处方不得超过 5 种药品。

（八）中药饮片处方的书写，一般应当按照"君、臣、佐、使"的顺序排列；调剂、煎煮的特殊要求注明在药品右上方，并加括号，如布包、先煎、后下等；对饮片的产地、炮制有特殊要求的，应当在药品名称之前写明。

（九）药品用法用量应当按照药品说明书规定的常规用法用量使用，特殊情况需要超剂量使用时，应当注明原因并再次签名。

（十）除特殊情况外，应当注明临床诊断。

（十一）开具处方后的空白处划一斜线以示处方完毕。

（十二）处方医师的签名式样和专用签章应当与院内药学部门留样备查的式样相一致，不得任意改动，否则应当重新登记留样备案。

**第七条** 药品剂量与数量用阿拉伯数字书写。剂量应当使用法定剂量单位：重量以克（g）、毫克（mg）、微克（μg）、纳克（ng）为单位；容量以升（L）、毫升（mL）为单位；国际单位（IU）、单位（U）；中药饮片以克（g）为单位。

片剂、丸剂、胶囊剂、颗粒剂分别以片、丸、粒、袋为单位；溶液剂以支、瓶为单位；软膏及乳膏剂以支、盒为单位；注射剂以支、瓶为单位，应当注明含量；中药饮片以剂为单位。

## 第三章　处方权的获得

**第八条** 经注册的执业医师在执业地点取得相应的处方权。

经注册的执业助理医师在医疗机构开具的处方，应当经所在执业地点执业医师签名或加盖专用签章后有效。

**第九条** 经注册的执业助理医师在乡、民族乡、镇、村的医疗机构独立从事一般的执业活动，可以在注册的执业地点取得相应的处方权。

**第十条** 医师应当在注册的医疗机构签名留样或者专用签章备案后，方可开具处方。

**第十一条** 医疗机构应当按照有关规定，对本机构执业医师和药师进行麻醉药品和精神药品使用知识和规范化管理的培训。执业医师经考核合格后取得麻醉药品和第一类精神药品的处方权，药师经考核合格后取得麻醉药品和第一类精神药品调剂资格。

医师取得麻醉药品和第一类精神药品处方权后，方可在本机构开具麻醉药品和第一类精神药品处方，但不得为自己开具该类药品处方。药师取得麻醉药品和第一类精神药品调剂资格后，方可在本机构调剂麻醉药品和第一类精神药品。

**第十二条** 试用期人员开具处方，应当经所在医疗机构有处方权的执业医师审核，并签名或加盖专用签章后方有效。

**第十三条** 进修医师由接收进修的医疗机构对其胜任本专业工作的实际情况进行认定后授予相应的处方权。

## 第四章 处方的开具

**第十四条** 医师应当根据医疗、预防、保健需要，按照诊疗规范、药品说明书中的药品适应证、药理作用、用法、用量、禁忌、不良反应和注意事项等开具处方。

开具医疗用毒性药品、放射性药品的处方应当严格遵守有关法律、法规和规章的规定。

**第十五条** 医疗机构应当根据本机构性质、功能、任务，制定药品处方集。

**第十六条** 医疗机构应当按照经药品监督管理部门批准并公布的药品通用名称购进药品。同一通用名称药品的品种，注射剂型和口服剂型各不得超过2种，处方组成类同的复方制剂1~2种。因特殊诊疗需要使用其他剂型和剂量规格药品的情况除外。

**第十七条** 医师开具处方应当使用经药品监督管理部门批准并公布的药品通用名称、新活性化合物的专利药品名称和复方制剂药品名称。

医师开具院内制剂处方时应当使用经省级卫生行政部门审核、药品监督管理部门批准的名称。

医师可以使用由卫生部公布的药品习惯名称开具处方。

**第十八条** 处方开具当日有效。特殊情况下需延长有效期的，由开具处方的医师注明有效期限，但有效期最长不得超过3天。

**第十九条** 处方一般不得超过7日用量；急诊处方一般不得超过3日用量；对于某些慢性病、老年病或特殊情况，处方用量可适当延长，但医师应当注明理由。

医疗用毒性药品、放射性药品的处方用量应当严格按照国家有关规定执行。

**第二十条** 医师应当按照卫生部制定的麻醉药品和精神药品临床应用指导原则，开具麻醉药品、第一类精神药品处方。

**第二十一条** 门（急）诊癌症疼痛患者和中、重度慢性疼痛患者需长期使用麻醉药品和第一类精神药品的，首诊医师应当亲自诊查患者，建立相应的病历，要求其签署《知情同意书》。

病历中应当留存下列材料复印件：

（一）二级以上医院开具的诊断证明；

（二）患者户籍簿、身份证或者其他相关有效身份证明文件；

（三）为患者代办人员身份证明文件。

**第二十二条** 除需长期使用麻醉药品和第一类精神药品的门（急）诊癌症疼痛患者和中、重度慢性疼痛患者外，麻醉药品注射剂仅限于医疗机构内使用。

**第二十三条** 为门（急）诊患者开具的麻醉药品注射剂，每张处方为一次常用量；控缓释制剂，每张处方不得超过 7 日常用量；其他剂型，每张处方不得超过 3 日常用量。

第一类精神药品注射剂，每张处方为一次常用量；控缓释制剂，每张处方不得超过 7 日常用量；其他剂型，每张处方不得超过 3 日常用量。哌甲酯用于治疗儿童多动症时，每张处方不得超过 15 日常用量。

第二类精神药品一般每张处方不得超过 7 日常用量；对于慢性病或某些特殊情况的患者，处方用量可以适当延长，医师应当注明理由。

**第二十四条** 为门（急）诊癌症疼痛患者和中、重度慢性疼痛患者开具的麻醉药品、第一类精神药品注射剂，每张处方不得超过 3 日常用量；控缓释制剂，每张处方不得超过 15 日常用量；其他剂型，每张处方不得超过 7 日常用量。

**第二十五条** 为住院患者开具的麻醉药品和第一类精神药品处方应当逐日开具，每张处方为 1 日常用量。

**第二十六条** 对于需要特别加强管制的麻醉药品，盐酸二氢埃托啡处方为一次常用量，仅限于二级以上医院内使用；盐酸哌替啶处方为一次常用量，仅限于医疗机构内使用。

**第二十七条** 医疗机构应当要求长期使用麻醉药品和第一类精神药品的门（急）诊癌症患者和中、重度慢性疼痛患者，每 3 个月复诊或者随诊一次。

**第二十八条** 医师利用计算机开具、传递普通处方时，应当同时打印出纸质处方，其格式与手写处方一致；打印的纸质处方经签名或者加盖签章后有效。药师核发药品时，应当核对打印的纸质处方，无误后发给药品，并将打印的纸质处方与计算机传递处方同时收存备查。

## 第五章　处方的调剂

**第二十九条** 取得药学专业技术职务任职资格的人员方可从事处方调剂工作。

**第三十条** 药师在执业的医疗机构取得处方调剂资格。药师签名或者专用签章式样应当在本机构留样备查。

**第三十一条** 具有药师以上专业技术职务任职资格的人员负责处方审核、评估、核对、发药以及安全用药指导；药士从事处方调配工作。

**第三十二条** 药师应当凭医师处方调剂处方药品，非经医师处方不得调剂。

第三十三条　药师应当按照操作规程调剂处方药品：认真审核处方，准确调配药品，正确书写药袋或粘贴标签，注明患者姓名和药品名称、用法、用量，包装；向患者交付药品时，按照药品说明书或者处方用法，进行用药交待与指导，包括每种药品的用法、用量、注意事项等。

第三十四条　药师应当认真逐项检查处方前记、正文和后记书写是否清晰、完整，并确认处方的合法性。

第三十五条　药师应当对处方用药适宜性进行审核，审核内容包括：

（一）规定必须做皮试的药品，处方医师是否注明过敏试验及结果的判定；

（二）处方用药与临床诊断的相符性；

（三）剂量、用法的正确性；

（四）选用剂型与给药途径的合理性；

（五）是否有重复给药现象；

（六）是否有潜在临床意义的药物相互作用和配伍禁忌；

（七）其他用药不适宜情况。

第三十六条　药师经处方审核后，认为存在用药不适宜时，应当告知处方医师，请其确认或者重新开具处方。

药师发现严重不合理用药或者用药错误，应当拒绝调剂，及时告知处方医师，并应当记录，按照有关规定报告。

第三十七条　药师调剂处方时必须做到"四查十对"：查处方，对科别、姓名、年龄；查药品，对药名、剂型、规格、数量；查配伍禁忌，对药品性状、用法用量；查用药合理性，对临床诊断。

第三十八条　药师在完成处方调剂后，应当在处方上签名或者加盖专用签章。

第三十九条　药师应当对麻醉药品和第一类精神药品处方，按年月日逐日编制顺序号。

第四十条　药师对于不规范处方或者不能判定其合法性的处方，不得调剂。

第四十一条　医疗机构应当将本机构基本用药供应目录内同类药品相关信息告知患者。

第四十二条　除麻醉药品、精神药品、医疗用毒性药品和儿科处方外，医疗机构不得限制门诊就诊人员持处方到药品零售企业购药。

## 第六章　监督管理

第四十三条　医疗机构应当加强对本机构处方开具、调剂和保管的管理。

第四十四条　医疗机构应当建立处方点评制度，填写处方评价表（附件2），对处方实施动态监测及超常预警，登记并通报不合理处方，对不合理用药及时予以干预。

**第四十五条** 医疗机构应当对出现超常处方3次以上且无正当理由的医师提出警告，限制其处方权；限制处方权后，仍连续2次以上出现超常处方且无正当理由的，取消其处方权。

**第四十六条** 医师出现下列情形之一的，处方权由其所在医疗机构予以取消：

（一）被责令暂停执业；

（二）考核不合格离岗培训期间；

（三）被注销、吊销执业证书；

（四）不按照规定开具处方，造成严重后果的；

（五）不按照规定使用药品，造成严重后果的；

（六）因开具处方牟取私利。

**第四十七条** 未取得处方权的人员及被取消处方权的医师不得开具处方。未取得麻醉药品和第一类精神药品处方资格的医师不得开具麻醉药品和第一类精神药品处方。

**第四十八条** 除治疗需要外，医师不得开具麻醉药品、精神药品、医疗用毒性药品和放射性药品处方。

**第四十九条** 未取得药学专业技术职务任职资格的人员不得从事处方调剂工作。

**第五十条** 处方由调剂处方药品的医疗机构妥善保存。普通处方、急诊处方、儿科处方保存期限为1年，医疗用毒性药品、第二类精神药品处方保存期限为2年，麻醉药品和第一类精神药品处方保存期限为3年。

处方保存期满后，经医疗机构主要负责人批准、登记备案，方可销毁。

**第五十一条** 医疗机构应当根据麻醉药品和精神药品处方开具情况，按照麻醉药品和精神药品品种、规格对其消耗量进行专册登记，登记内容包括发药日期、患者姓名、用药数量。专册保存期限为3年。

**第五十二条** 县级以上地方卫生行政部门应当定期对本行政区域内医疗机构处方管理情况进行监督检查。

县级以上卫生行政部门在对医疗机构实施监督管理过程中，发现医师出现本办法第四十六条规定情形的，应当责令医疗机构取消医师处方权。

**第五十三条** 卫生行政部门的工作人员依法对医疗机构处方管理情况进行监督检查时，应当出示证件；被检查的医疗机构应当予以配合，如实反映情况，提供必要的资料，不得拒绝、阻碍、隐瞒。

## 第七章　法律责任

**第五十四条** 医疗机构有下列情形之一的，由县级以上卫生行政部门按照《医疗机构管理条例》第四十八条的规定，责令限期改正，并可处以 5000 元以下的罚款；情节严重的，吊销其《医疗机构执业许可证》：

（一）使用未取得处方权的人员、被取消处方权的医师开具处方的；

（二）使用未取得麻醉药品和第一类精神药品处方资格的医师开具麻醉药品和第一类精神药品处方的；

（三）使用未取得药学专业技术职务任职资格的人员从事处方调剂工作的。

第五十五条　医疗机构未按照规定保管麻醉药品和精神药品处方，或者未依照规定进行专册登记的，按照《麻醉药品和精神药品管理条例》第七十二条的规定，由设区的市级卫生行政部门责令限期改正，给予警告；逾期不改正的，处 5000 元以上 1 万元以下的罚款；情节严重的，吊销其印鉴卡；对直接负责的主管人员和其他直接责任人员，依法给予降级、撤职、开除的处分。

第五十六条　医师和药师出现下列情形之一的，由县级以上卫生行政部门按照《麻醉药品和精神药品管理条例》第七十三条的规定予以处罚：

（一）未取得麻醉药品和第一类精神药品处方资格的医师擅自开具麻醉药品和第一类精神药品处方的；

（二）具有麻醉药品和第一类精神药品处方医师未按照规定开具麻醉药品和第一类精神药品处方，或者未按照卫生部制定的麻醉药品和精神药品临床应用指导原则使用麻醉药品和第一类精神药品的；

（三）药师未按照规定调剂麻醉药品、精神药品处方的。

第五十七条　医师出现下列情形之一的，按照《执业医师法》第三十七条的规定，由县级以上卫生行政部门给予警告或者责令暂停六个月以上一年以下执业活动；情节严重的，吊销其执业证书。

（一）未取得处方权或者被取消处方权后开具药品处方的；

（二）未按照本办法规定开具药品处方的；

（三）违反本办法其他规定的。

第五十八条　药师未按照规定调剂处方药品，情节严重的，由县级以上卫生行政部门责令改正、通报批评，给予警告；并由所在医疗机构或者其上级单位给予纪律处分。

第五十九条　县级以上地方卫生行政部门未按照本办法规定履行监管职责的，由上级卫生行政部门责令改正。

## 第八章　附　则

第六十条　乡村医生按照《乡村医生从业管理条例》的规定，在省级卫生行政部门制定的乡村医生基本用药目录范围内开具药品处方。

第六十一条　本办法所称药学专业技术人员，是指按照卫生部《卫生技术人员职务试行条例》规定，取得药学专业技术职务任职资格人员，包括主任药师、副主任药师、主管药师、药师、药士。

第六十二条　本办法所称医疗机构，是指按照《医疗机构管理条例》批准登记的从事疾病诊断、治疗活动的医院、社区卫生服务中心（站）、妇幼保健院、卫生院、疗养院、门诊部、诊所、卫生室（所）、急救中心（站）、专科疾病防治院（所、站）以及护理院（站）等医疗机构。

第六十三条　本办法自 2007 年 5 月 1 日起施行。《处方管理办法（试行）》（卫医发〔2004〕269 号）和《麻醉药品、精神药品处方管理规定》（卫医法〔2005〕436 号）同时废止。

## 附件 1

# 处方标准

### 一、处方内容

1. 前记　包括医疗机构名称、费别、患者姓名、性别、年龄、门诊或住院病历号、科别或病区和床位号、临床诊断、开具日期等。可添列特殊要求的项目。

麻醉药品和第一类精神药品处方还应当包括患者身份证明编号，代办人姓名、身份证明编号。

2. 正文　以 Rp 或 R（拉丁文 Recipe "请取"的缩写）标示，分列药品名称、剂型、规格、数量、用法用量。

3. 后记　医师签名或者加盖专用签章，药品金额以及审核、调配，核对、发药药师签名或者加盖专用签章。

### 二、处方颜色

1. 普通处方的印刷用纸为白色。

2. 急诊处方印刷用纸为淡黄色，右上角标注"急诊"。

3. 儿科处方印刷用纸为淡绿色，右上角标注"儿科"。

4. 麻醉药品和第一类精神药品处方印刷用纸为淡红色，右上角标注"麻、精一"。

5. 第二类精神药品处方印刷用纸为白色，右上角标注"精二"。

**附件2**

# 处方评价表

医疗机构名称：

填表人：　　　　　　　　　　　　　　填表日期：

附表1

| 序号 | 处方日期（年月日） | 年龄（岁） | 药品品种 | 抗菌药（0/1） | 注射剂（0/1） | 基本药物品种数 | 药品通用名数 | 处方金额 | 诊断 |
|---|---|---|---|---|---|---|---|---|---|
| 1 | | | | | | | | | |
| 2 | | | | | | | | | |
| 3 | | | | | | | | | |
| 4 | | | | | | | | | |
| 5 | | | | | | | | | |
| 6 | | | | | | | | | |
| 7 | | | | | | | | | |
| 8 | | | | | | | | | |
| 9 | | | | | | | | | |
| 10 | | | | | | | | | |
| 11 | | | | | | | | | |
| 12 | | | | | | | | | |
| 13 | | | | | | | | | |
| 14 | | | | | | | | | |
| 15 | | | | | | | | | |
| 16 | | | | | | | | | |
| 17 | | | | | | | | | |
| 18 | | | | | | | | | |
| 19 | | | | | | | | | |
| 20 | | | | | | | | | |
| 21 | | | | | | | | | |
| 22 | | | | | | | | | |
| 23 | | | | | | | | | |

续　表

| 序号 | 处方日期（年月日） | 年龄（岁） | 药品品种 | 抗菌药（0/1） | 注射剂（0/1） | 基本药物品种数 | 药品通用名数 | 处方金额 | 诊断 |
|---|---|---|---|---|---|---|---|---|---|
| 24 | | | | | | | | | |
| 25 | | | | | | | | | |
| 26 | | | | | | | | | |
| 27 | | | | | | | | | |
| 28 | | | | | | | | | |
| 29 | | | | | | | | | |
| 30 | | | | | | | | | |
| 总计 | | | A = | C = | E = | G = | I = | K = | |
| 平均 | | | B = | | | | | L = | |
| % | | | | D = | F = | H = | J = | | |

注：有 = 1　无 = 0　结果保留小数点后一位

A：用药品种总数　　　　　　　B：平均每张处方用药品种数 = A/30

C：使用抗菌药的处方数　　　　D：抗菌药使用百分率 = C/30

E：使用注射剂的处方数　　　　F：注射剂使用百分率 = E/30

G：处方中基本药物品种总数　　H：基本药物占处方用药的百分率 = G/A

I：处方中使用药品通用名总数　J：药品通用名占处方用药的百分率 = I/A

K：处方总金额　　　　　　　　L：平均每张处方金额 = K/30

附表 2

| 序号 | 就诊时间（分钟） | 发药交待时间（秒） | 处方用药品种数 | 实发处方药品数 | 标签标示完整的药品数 | 患者是否了解全部处方药用法（0/1） |
|---|---|---|---|---|---|---|
| 1 | | | | | | |
| 2 | | | | | | |
| 3 | | | | | | |
| 4 | | | | | | |
| 5 | | | | | | |
| 6 | | | | | | |
| 7 | | | | | | |
| 8 | | | | | | |
| 9 | | | | | | |
| 10 | | | | | | |
| 11 | | | | | | |

| 序号 | 就诊时间（分钟） | 发药交待时间（秒） | 处方用药品种数 | 实发处方药品数 | 标签标示完整的药品数 | 患者是否了解全部处方药用法（0/1） |
|---|---|---|---|---|---|---|
| 12 | | | | | | |
| 13 | | | | | | |
| 14 | | | | | | |
| 15 | | | | | | |
| 16 | | | | | | |
| 17 | | | | | | |
| 18 | | | | | | |
| 19 | | | | | | |
| 20 | | | | | | |
| 21 | | | | | | |
| 22 | | | | | | |
| 23 | | | | | | |
| 24 | | | | | | |
| 25 | | | | | | |
| 26 | | | | | | |
| 27 | | | | | | |
| 28 | | | | | | |
| 29 | | | | | | |
| 30 | | | | | | |
| 总计 | | | C = | D = | F = | H = |
| 平均 | A = | B = | | | | |
| % | | | | E = | G = | I = |

注：是 = 1　否 = 0

A：患者平均就诊时间　　　　　　　　B：患者取药时药师平均发药交待时间

C：处方用药品种总数　　　　　　　　D：按处方实际调配药品数

E：按处方实际调配药品的百分率 = D/C　　F：标签标示完整的药品数

G：药品标示完整的百分率 = F/D　　　　H：能正确回答全部处方药用法的例数

I：患者了解正确用法的百分率 = H/30

附表3

| 综合评价指标 | 本机构数 | 本地区平均数 |
|---|---|---|
| 每次就诊平均用药品种数 | | |
| 就诊使用抗菌药的百分率 | % | % |
| 就诊使用注射剂的百分率 | % | % |
| 基本药物占处方用药的百分率 | % | % |
| 通用名药品占处方用药的百分率 | % | % |
| 平均处方金额 | % | % |
| 平均就诊时间 | 分钟 | 分钟 |
| 平均发药交待时间 | 秒 | 秒 |
| 按处方实际调配药品的百分率 | % | % |
| 药品标示完整的百分率 | % | % |
| 患者了解正确用法的百分率 | % | % |
| 有无本机构处方集和基本药物目录 | 有/无 | |

意见：

签名：

**处方评价及填表说明：**

1. 处方评价表是对医疗机构合理用药、处方管理、费用控制等情况实施的综合评价，可以由医疗机构对本机构药事管理整体情况实施评价，也可以对一名或者多名医师处方情况实施评价。卫生行政部门在对医疗机构实施监督管理过程中，也可以使用处方评价表对医疗机构药事管理情况实施评价。

2. 对本地区医疗机构实施群体评价时，可以在各医疗机构某一时段所有处方中随机抽取30例（张）处方进行分析评价；对某个医疗机构或者科室、医师的处方实施评价、比较时，应当随机抽取100例（张）处方进行分析评价。各医疗机构和各地卫生行政部门可以根据本机构和本地区实际情况，在处方评价表的基础上适当进行调整。

3. 附表1中"药品品种""抗菌药（0/1）""注射剂（0/1）""基本药物品种数""药品通用名数""处方金额"均为每张处方的数据，其中，"基本药物品种数"为国家或者本省基本药物目录中的药物品种。

4. 填写附表2时，可以从门诊取药患者中随机选取30位，由调查人员现场填写。

5. 附表3中"本地区平均数"是指本地市或者本省医疗机构各项指标的平均值，计算方法为：随机抽取本地区10～20家医院，处方总量不少于600例（张）的平均值，即抽取 10 家医院时，每家医院随机抽取不少于 60 例（张）处方，抽取 20 家医院时，每家医院随机抽取不少于 30 例（张）处方。"意见"栏由医疗机构药事管理委员会或者卫生行政部门组织的药学专家，根据各项评价指标对医疗机构药事管理或者医师处方情况提出意见、建议，某项指标严重超常时，应当提出预警信息。

# 附录 2

# 医院中药饮片管理规范

## 第一章　总　则

**第一条**　为加强医院中药饮片管理，保障人体用药安全、有效，根据《中华人民共和国药品管理法》及其《实施条例》等法律、行政法规的有关规定，制定本规范。

**第二条**　本规范适用于各级各类医院中药饮片的采购、验收、保管、调剂、临方炮制、煎煮等管理。

**第三条**　按照麻醉药品管理的中药饮片和毒性中药饮片的采购、存放、保管、调剂等，必须符合《麻醉药品和精神药品管理条例》《医疗用毒性药品管理办法》和《处方管理办法》等的有关规定。

**第四条**　县级以上卫生、中医药管理部门负责本行政区域内医院的中药饮片管理工作。

**第五条**　医院的中药饮片管理由本单位法定代表人全面负责。

**第六条**　中药饮片管理应当以质量管理为核心，制定严格的规章制度，实行岗位责任制。

## 第二章　人员要求

**第七条**　二级以上医院的中药饮片管理由单位的药事管理委员会监督指导，药学部门主管，中药房主任或相关部门负责人具体负责。药事管理委员会的人员组成和职责应当符合《医疗机构药事管理办法》的规定。一级医院应当设专人负责。

**第八条**　直接从事中药饮片技术工作的，应当是中药学专业技术人员。三级医院应当至少配备一名副主任中药师以上专业技术人员，二级医院应当至少配备一名主管中药师以上专业技术人员，一级医院应当至少配备一名中药师或相当于中药师以上专业技术水平的人员。

**第九条**　负责中药饮片验收的，在二级以上医院应当是具有中级以上专业技术职称和饮片鉴别经验的人员；在一级医院应当是具有初级以上专业技术职称和饮片鉴别经验的人员。

**第十条**　负责中药饮片临方炮制工作的，应当是具有三年以上炮制经验的中药学专业技术人员。

**第十一条**　中药饮片煎煮工作应当由中药学专业技术人员负责，具体操作人员应当经过相应的专业技术培训。

**第十二条**　尚未评定级别的医院，按照床位规模执行相应级别医院的人员要求。

## 第三章　采　购

**第十三条**　医院应当建立健全中药饮片采购制度。

采购中药饮片，由仓库管理人员依据本单位临床用药情况提出计划，经本单位主管中药饮片工作的负责人审批签字后，依照药品监督管理部门有关规定从合法的供应单位购进中药饮片。

**第十四条**　医院应当坚持公开、公平、公正的原则，考察、选择合法中药饮片供应单位。严禁擅自提高饮片等级，以次充好，为个人或单位谋取不正当利益。

**第十五条**　医院采购中药饮片，应当验证生产经营企业的《药品生产许可证》或《药品经营许可证》《企业法人营业执照》和销售人员的授权委托书、资格证明、身份证，并将复印件存档备查。

购进国家实行批准文号管理的中药饮片，还应当验证注册证书并将复印件存档备查。

**第十六条**　医院与中药饮片供应单位应当签订"质量保证协议书"。

**第十七条**　医院应当定期对供应单位供应的中药饮片质量进行评估，并根据评估结果及时调整供应单位和供应方案。

## 第四章　验　收

**第十八条**　医院对所购的中药饮片，应当按照国家药品标准和省、自治区、直辖市药品监督管理部门制定的标准和规范进行验收，验收不合格的不得入库。

**第十九条**　对购入的中药饮片质量有疑义需要鉴定的，应当委托国家认定的药检部门进行鉴定。

**第二十条**　有条件的医院，可以设置中药饮片检验室、标本室，并能掌握《中华人民共和国药典》收载的中药饮片常规检验方法。

**第二十一条**　购进中药饮片时，验收人员应当对品名、产地、生产企业、产品批号、生产日期、合格标识、质量检验报告书、数量、验收结果及验收日期逐一登记并签字。

购进国家实行批准文号管理的中药饮片，还应当检查核对批准文号。

发现假冒、劣质中药饮片，应当及时封存并报告当地药品监督管理部门。

## 第五章　保　管

**第二十二条**　中药饮片仓库应当有与使用量相适应的面积，具备通风、调温、调湿、防潮、防虫、防鼠等条件及设施。

**第二十三条**　中药饮片出入库应当有完整记录。中药饮片出库前，应当严格进行检查核对，不合格的不得出库使用。

**第二十四条**　应当定期进行中药饮片养护检查并记录检查结果。养护中发现质量问题，应当及时上报本单位领导处理并采取相应措施。

## 第六章　调剂与临方炮制

**第二十五条**　中药饮片调剂室应当有与调剂量相适应的面积，配备通风、调温、调湿、防潮、防虫、防鼠、除尘设施，工作场地、操作台面应当保持清洁卫生。

**第二十六条**　中药饮片调剂室的药斗等储存中药饮片的容器应当排列合理，有品名标签。药品名称应当符合《中华人民共和国药典》或省、自治区、直辖市药品监督管理部门制定的规范名称。标签和药品要相符。

**第二十七条**　中药饮片装斗时要清斗，认真核对，装量适当，不得错斗、串斗。

**第二十八条**　医院调剂用计量器具应当按照质量技术监督部门的规定定期校验，不合格的不得使用。

**第二十九条**　中药饮片调剂人员在调配处方时，应当按照《处方管理办法》和中药饮片调剂规程的有关规定进行审方和调剂。对存在"十八反"、"十九畏"、妊娠禁忌、超过常用剂量等可能引起用药安全问题的处方，应当由处方医生确认（"双签字"）或重新开具处方后方可调配。

**第三十条**　中药饮片调配后，必须经复核后方可发出。二级以上医院应当由主管中药师以上专业技术人员负责调剂复核工作，复核率应当达到100%。

**第三十一条**　医院应当定期对中药饮片调剂质量进行抽查并记录检查结果。中药饮片调配每剂重量误差应当在±5%以内。

**第三十二条**　调配含有毒性中药饮片的处方，每次处方剂量不得超过两日极量。对处方未注明"生用"的，应给付炮制品。如在审方时对处方有疑问，必须经处方医生重新审定后方可调配。处方保存两年备查。

**第三十三条**　罂粟壳不得单方发药，必须凭有麻醉药处方权的执业医师签名的淡红色处方方可调配，每张处方不得超过三日用量，连续使用不得超过七天，成人一次的常用量为每天3～6克。处方保存三年备查。

**第三十四条**　医院进行临方炮制，应当具备与之相适应的条件和设施，严格遵照国家药品标准和省、自治区、直辖市药品监督管理部门制定的炮制规范炮制，并填写"饮片炮制加工及验收记录"，经医院质量检验合格后方可投入临床使用。

## 第七章　煎　煮

**第三十五条**　医院开展中药饮片煎煮服务，应当有与之相适应的场地及设备，卫生状况良好，具有通风、调温、冷藏等设施。

**第三十六条**　医院应当建立健全中药饮片煎煮的工作制度、操作规程和质量控制措施并严格执行。

**第三十七条**　中药饮片煎煮液的包装材料和容器应当无毒、卫生、不易破损，并符合有关规定。

## 第八章　罚　则

**第三十八条**　对违反本规范规定的直接负责的主管人员和其他直接责任人，由卫生、中医药管理部门给以通报批评，并根据情节轻重，给以行政处分；情节严重，构成犯罪的，依法追究刑事责任。

**第三十九条**　对违反本规范规定的医院，卫生、中医药管理部门应当给以通报批评。

**第四十条**　违反《中华人民共和国药品管理法》及其《实施条例》《医疗机构管理条例》及其《实施细则》等法律、行政法规规章的，按照有关规定予以处罚。

## 第九章　附　则

**第四十一条**　其他医疗机构的中药饮片管理和各医疗机构的民族药饮片管理，由省、自治区、直辖市卫生、中医药管理部门依照本规范另行制定。

**第四十二条**　乡村医生自采、自种、自用中草药按照《关于加强乡村中医药技术人员自种、自采、自用中草药管理的通知》的有关规定执行。

**第四十三条**　本规范自发布之日起施行，1996 年 8 月 1 日国家中医药管理局发布的《医疗机构中药饮片质量管理办法（试行）》同时废止。

**第四十四条**　本规范由国家中医药管理局、卫生部负责解释。

2007 年 3 月 20 日印发

## 附录3

# 中药处方格式及书写规范

**第一条**　为规范中药处方管理，提高中药处方质量，根据《中华人民共和国药品管理法》《麻醉药品和精神药品管理条例》《处方管理办法》等国家有关法律法规，制定本规范。

**第二条**　本规范适用于与中药处方开具相关的中医医疗机构及其人员。

**第三条**　中药处方包括中药饮片处方、中成药（含医疗机构中药制剂，下同）处方，饮片与中成药应当分别单独开具处方。

**第四条**　国家中医药管理局负责全国中药处方书写相关工作的监督管理。

**第五条**　县级以上地方中医药管理部门负责本行政区域内中药处方书写相关工作的监督管理。

**第六条**　医疗机构药事管理委员会负责本医疗机构内中药处方书写的有关管理工作。

**第七条**　医师开具中药处方时，应当以中医药理论为指导，体现辨证论治和配伍原则，并遵循安全、有效、经济的原则。

**第八条**　中药处方应当包含以下内容：

（一）一般项目，包括医疗机构名称、费别、患者姓名、性别、年龄、门诊或住院病历号、科别或病区和床位号等。可添列特殊要求的项目。

（二）中医诊断，包括病名和证型（病名不明确的可不写病名），应填写清晰、完整，并与病历记载相一致。

（三）药品名称、数量、用量、用法，中成药还应当标明剂型、规格。

（四）医师签名和/或加盖专用签章、处方日期。

（五）药品金额，审核、调配、核对、发药药师签名和/或加盖专用签章。

**第九条**　中药饮片处方的书写，应当遵循以下要求：

（一）应当体现"君、臣、佐、使"的特点要求；

（二）名称应当按《中华人民共和国药典》规定准确使用，《中华人民共和国药典》没有规定的，应当按照本省（区、市）或本单位中药饮片处方用名与调剂给付的规定书写；

（三）剂量使用法定剂量单位，用阿拉伯数字书写，原则上应当以克（g）为单位，

"g"（单位名称）紧随数值后；

（四）调剂、煎煮的特殊要求注明在药品右上方，并加括号，如打碎、先煎、后下等；

（五）对饮片的产地、炮制有特殊要求的，应当在药品名称之前写明；

（六）根据整张处方中药味多少选择每行排列的药味数，并原则上要求横排及上下排列整齐；

（七）中药饮片用法用量应当符合《中华人民共和国药典》规定，无配伍禁忌，有配伍禁忌和超剂量使用时，应当在药品上方再次签名；

（八）中药饮片剂数应当以"剂"为单位；

（九）处方用法用量紧随剂数之后，包括每日剂量、采用剂型（水煎煮、酒泡、打粉、制丸、装胶囊等）、每剂分几次服用、用药方法（内服、外用等）、服用要求（温服、凉服、顿服、慢服、饭前服、饭后服、空腹服等）等内容，例如："每日 1 剂，水煎400mL，分早晚两次空腹温服"；

（十）按毒麻药品管理的中药饮片的使用应当严格遵守有关法律、法规和规章的规定。

**第十条** 中成药处方的书写，应当遵循以下要求：

（一）按照中医诊断（包括病名和证型）结果，辨证或辨证辨病结合选用适宜的中成药；

（二）中成药名称应当使用经药品监督管理部门批准并公布的药品通用名称，院内中药制剂名称应当使用经省级药品监督管理部门批准的名称；

（三）用法用量应当按照药品说明书规定的常规用法用量使用，特殊情况需要超剂量使用时，应当注明原因并再次签名；

（四）片剂、丸剂、胶囊剂、颗粒剂分别以片、丸、粒、袋为单位，软膏及乳膏剂以支、盒为单位，溶液制剂、注射剂以支、瓶为单位，应当注明剂量；

（五）每张处方不得超过 5 种药品，每一种药品应当分行顶格书写，药性峻烈的或含毒性成分的药物应当避免重复使用，功能相同或基本相同的中成药不宜叠加使用；

（六）中药注射剂应单独开具处方。

**第十一条** 民族药处方格式及书写要求参照本规范执行。

**第十二条** 本规范由国家中医药管理局负责解释。

# 附录4

# 医疗机构中药煎药室管理规范

## 第一章 总 则

**第一条** 为加强医疗机构中药煎药室规范化、制度化建设，保证中药煎药质量，根据有关法律、行政法规的规定，制定本规范。

**第二条** 本规范适用于开展中药煎药服务的各级各类医疗机构。

## 第二章 设施与设备要求

**第三条** 中药煎药室（以下称煎药室）应当远离各种污染源，周围的地面、路面、植被等应当避免对煎药造成污染。

**第四条** 煎药室的房屋和面积应当根据本医疗机构的规模和煎药量合理配置。工作区和生活区应当分开，工作区内应当设有储藏（药）、准备、煎煮、清洗等功能区域。

**第五条** 煎药室应当宽敞、明亮，地面、墙面、屋顶应当平整、洁净、无污染、易清洁，应当有有效的通风、除尘、防积水以及消防等设施，各种管道、灯具、风口以及其他设施应当避免出现不易清洁的部位。

**第六条** 煎药室应当配备完善的煎药设备设施，并根据实际需要配备储药设施、冷藏设施以及量杯（筒）、过滤装置、计时器、贮药容器、药瓶架等。

**第七条** 煎药工作台面应当平整、洁净。

煎药容器应当以陶瓷、不锈钢、铜等材料制作的器皿为宜，禁用铁制等易腐蚀器皿。

储药容器应当做到防尘、防霉、防虫、防鼠、防污染。用前应当严格消毒，用后应当及时清洗。

## 第三章 人员要求

**第八条** 煎药室应当由具备一定理论水平和实际操作经验的中药师具体负责煎药室的业务指导、质量监督及组织管理工作。

**第九条** 煎药人员应当经过中药煎药相关知识和技能培训并考核合格后方可从事中药煎药工作。

煎药工作人员需有计划地接受相关专业知识和操作技能的岗位培训。

**第十条** 煎药人员应当每年至少体检一次。传染病、皮肤病等患者和乙肝病毒携带者、体表有伤口未愈合者不得从事煎药工作。

**第十一条** 煎药人员应当注意个人卫生。煎药前要进行手的清洁，工作时应当穿戴专用的工作服并保持工作服清洁。

## 第四章 煎药操作方法

**第十二条** 煎药应当使用符合国家卫生标准的饮用水。待煎药物应当先行浸泡，浸泡时间一般不少于30分钟。

煎煮开始时的用水量一般以浸过药面2～5厘米为宜，花、草类药物或煎煮时间较长的应当酌量加水。

**第十三条** 每剂药一般煎煮两次，将两煎药汁混合后再分装。

煎煮时间应当根据方剂的功能主治和药物的功效确定。一般药物煮沸后再煎煮20～30分钟；解表类、清热类、芳香类药物不宜久煎，煮沸后再煎煮15～20分钟；滋补药物先用武火煮沸后，改用文火慢煎40～60分钟。药剂第二煎的煎煮时间应当比第一煎的时间略缩短。

煎药过程中要搅拌药料2～3次。搅拌药料的用具应当以陶瓷、不锈钢、铜等材料制作的棍棒为宜，搅拌完一药料后应当清洗再搅拌下一药料。

**第十四条** 煎药量应当根据儿童和成人分别确定。儿童每剂一般煎至100～300毫升，成人每剂一般煎至400～600毫升，一般每剂按两份等量分装，或遵医嘱。

**第十五条** 凡注明有先煎、后下、另煎、烊化、包煎、煎汤代水等特殊要求的中药饮片，应当按照要求或医嘱操作。

（一）先煎药应当煮沸10～15分钟后，再投入其他药料同煎（已先行浸泡）。

（二）后下药应当在第一煎药料即将煎至预定量时，投入同煎5～10分钟。

（三）另煎药应当切成小薄片，煎煮约2小时，取汁；另炖药应当切成薄片，放入有盖容器内加入冷水（一般为药量的10倍左右）隔水炖2～3小时，取汁。此类药物的原处方如系复方，则所煎（炖）得的药汁还应当与方中其他药料所煎得的药汁混匀后，再行分装。某些特殊药物可根据药性特点具体确定煎（炖）药时间（用水适量）。

（四）溶化药（烊化）应当在其他药煎至预定量并去渣后，将其置于药液中，微火煎药，同时不断搅拌，待需溶化的药溶解即可。

（五）包煎药应当装入包煎袋闭合后，再与其他药物同煎。包煎袋材质应符合药用要求（对人体无害）并有滤过功能。

（六）煎汤代水药应当将该类药物先煎15～25分钟后，去渣、过滤、取汁，再与方中其他药料同煎。

（七）对于久煎、冲服、泡服等有其他特殊煎煮要求的药物，应当按相应的规范操作。

先煎药、后下药、另煎或另炖药、包煎药、煎汤代水药在煎煮前均应当先行浸泡，浸泡时间一般不少于 30 分钟。

**第十六条** 药料应当充分煎透，做到无糊状块、无白心、无硬心。

煎药时应当防止药液溢出、煎干或煮焦。煎干或煮焦者禁止药用。

**第十七条** 内服药与外用药应当使用不同的标识区分。

**第十八条** 煎煮好的药液应当装入经过清洗和消毒并符合盛放食品要求的容器内，严防污染。

**第十九条** 使用煎药机煎煮中药，煎药机的煎药功能应当符合本规范的相关要求。应当在常压状态煎煮药物，煎药温度一般不超过 100℃。煎出的药液量应当与方剂的剂量相符，分装剂量应当均匀。

**第二十条** 包装药液的材料应当符合药品包装材料国家标准。

## 第五章 煎药室的管理

**第二十一条** 煎药室应当由药剂部门统一管理。药剂部门应有专人负责煎药室的组织协调和管理工作。

**第二十二条** 药剂部门应当根据本单位的实际情况制定相应的煎药室工作制度和相关设备的标准化操作程序（SOP），工作制度、操作程序应当装订成册并张挂在煎药室的适宜位置，严格执行。

**第二十三条** 煎药人员在领药、煎药、装药、送药、发药时应当认真核对处方（或煎药凭证）有关内容，建立收发记录，内容真实、记录完整。

每方（剂）煎药应当有一份反映煎药各个环节的操作记录。记录应保持整洁，内容真实、数据完整。

**第二十四条** 急煎药物应在 2 小时内完成，要建立中药急煎制度并规范急煎记录。

**第二十五条** 煎药设备设施、容器使用前应确保清洁，要有清洁规程和每日清洁记录。用于清扫、清洗和消毒的设备、用具应放置在专用场所妥善保管。

煎药室应当定期消毒。洗涤剂、消毒剂品种应定期更换，符合《食品工具、设备用洗涤卫生标准》（GB14930.1）和《食品工具、设备用洗涤消毒剂卫生标准》（GB14930.2）等有关卫生标准和要求，不得对设备和药物产生腐蚀和污染。

**第二十六条** 传染病病人的盛药器具原则上应当使用一次性用品，用后按照医疗废物进行管理和处置。不具备上述条件的，对重复使用的盛药器具应当加强管理，固定专人使用，且严格消毒，防止交叉污染。

**第二十七条** 加强煎药的质量控制、监测工作。药剂科负责人应当定期（每季度至少一次）对煎药工作质量进行评估、检查，征求医护人员和住院病人意见，并建立质量控制、监测档案。

## 第六章　附　则

**第二十八条**　本规范自发布之日起施行，国家中医药管理局于 1997 年印发的《中药煎药室管理规范》同时废止。

**第二十九条**　本规范由国家中医药管理局负责解释。

# 主要参考书目

1. 蒋爱品. 中药调剂技术. 北京：中国中医药出版社，2016.

2. 蒋爱品. 中药饮片调剂技术. 北京：中国中医药出版社，2013.

3. 黄欣碧，傅红. 中药调剂技术. 北京：中国医药科技出版社，2017.

4. 苏兰宜，邓仕年. 中药调剂技术. 北京：中国医药科技出版社，2016.

5. 翟华强，王燕平，翟胜利等. 中药调剂学实用手则. 北京：中国中医药出版社，2016.

6. 国家中医药管理局专业技术资格考试专家委员会. 全国中医药专业技术资格考试大纲与细则：中药专业（初级士）. 北京：中国中医药出版社，2017.